Das erste Auftreten
und die
Verbreitung der Blattern
in Europa
bis zur
Einführung der Vaccination.

Das Blatternelend des vorigen Jahrhunderts.

Der medicinischen Facultät zu Gieſsen bei der Erneuerung des Doctordiploms vorgelegt

von

Dr. Adolf Wernher.

Gieſsen, 1882.
J. Ricker'sche Buchhandlung.

Meinen ehemaligen Schülern und jetzigen Collegen in Hessen, dem Vereine der rheinischen Aerzte in Mainz, den ärztlichen Vereinen von Oberhessen und Starkenburg in dankbarer Erwiederung für das aufserordentliche Wohlwollen, welches sie mir bei meinem Jubiläum gezeigt haben, gewidmet

von

dem Verfasser.

Die nachfolgende Arbeit versucht das erste Auftreten der Pockenseuche und ihre früheste Verbreitung an der Hand eines sorgfältigen Quellenstudiums sicherer festzustellen, als dieses bisher geschehen ist. Da diese Krankheit, die so tief und schmerzlich in alle socialen Verhältnisse seit mehr als 1700 Jahre eingeschnitten hat, ein uns fremder, von aufsen eingedrungener Feind ist, so liegen die Möglichkeit und Hoffnung nahe, ihn wieder vertreiben zu können und die Pflicht zu diesem Werke, die Hand nicht in den Schofs zu legen. Nichts kann mächtiger zur ernsten Gegenwehr auffordern als die Kenntnifs von dem, was diese Krankheit für unsere socialen Zustände früher war und was sie durch die Anwendung verständiger Präventivmittel geworden ist. Vor Allem aber müssen wir uns ihres fremden Ursprungs erinnern, der weder in unseren territorialen, klimatischen, noch socialen Zuständen eine feste Wurzel hat, um zur Ueberzeugung zu gelangen, dafs es nur des festen Willens bedarf, um des tödtlichsten Feindes, den die Menschheit je gekannt hat, wieder ledig zu werden. Ueber das Herkommen desselben ist sehr viel geschrieben, aber wenig sicher gestellt worden. Ich hoffe einiges berichtigen zu können.

Mainz, den 4. August 1882.

Alter der Pockenseuche; erstes Auftreten derselben in Europa.

Es ist jetzt völlig anerkannt, dafs die Blattern, gleich anderen Volksseuchen, keine ursprünglich europäische Krankheit, sondern eingeschleppt sind. Ueber die Zeit aber, in welcher sie zum erstenmale in Europa aufgetreten sind, bestehen sehr weit auseinander gehende Ansichten.

Sie entstehen jetzt nirgends mehr aus Einflüssen des Bodens, des Klimas, der Lebensweise der Bewohner, und es besteht nirgends ein Ansteckungsheerd, von welchem sie von Zeit zu Zeit, gleich der Pest, dem Gelbfieber, der Cholera, hervorbrechen. Die europäische Menschheit hat, nachdem sie schon auf eine hohe Culturstufe gelangt war, in der Blüthezeit der römischen und griechischen Geschichte, Jahrtausende existirt, ohne sie zu kennen. Der Ort, wo sie zuerst entstanden, ist uns eben so unbekannt, als die Zeit der Entstehung und ihre ersten Ursachen. Jedenfalls ist sie älter als die ältesten schriftlichen Dokumente. Man verlegt, ohne den Ort genauer zu kennen, ihre Heimath in den fernen Osten, nach Hinterindien oder China, wo sie schon die ersten jesuitischen Missionäre als eine seit uralter Zeit bekannte Krankheit fanden. Hier soll schon, doch nach etwas unsicheren Quellen, ihre Behandlung durch Inoculation oder Vaccination vor Alters bekannt gewesen sein. Nach Ainsly*) lehrt der indische Arzt Kalwi Merambam, dessen Epoche nicht sehr sicher bestimmt ist:

---

*) Ainsly: on small pox and Inoculation in eastren country. Transactions of the asiatic Soc. v. II. p. 52.

„Nimm das Fluidum der Kuhblattern von dem „Euter einer Kuh oder dem Arme eines Menschen, „zwischen Schultern und Ellenbogen, auf eine Nadel „und verwunde damit den Arm eines anderen, bis Blut „kommt. An eben derselben Stelle wird dann, wenn „der Eiter mit dem Blute sich mischt, das Blatterfieber „erzeugt werden.“

Da man in China nicht mit der Nadel inoculirte, so ist diese Stelle von sehr zweifelhaftem Werthe.

Schon die älteste brahmanische Mythologie führt in den Vehda's eine Pockengöttin, Sittala, Pariatale oder Mariatale, die Gattin des unerbittlichen Yamah, des Gottes des Todes auf*).

Nachdem die Blattern einmal entstanden waren, haben sie sich, so weit wir wissen, nirgendwo von neuem erzeugt; sie sind aber auch niemals aus einer Gegend, in welcher sie einmal eingeschleppt waren, wieder vollkommen verschwunden. Sie erhalten und verbreiten sich nur durch ihr Contagium, das flüchtig, durch die Luft, oder an Träger gebunden, mitgetheilt werden kann. Sie sind die einzige, akute, contagiöse Krankheit, deren Verbreitung und Intensität ganz unabhängig von Klima und Jahreszeit ist. Sie sind eben so mörderisch in Grönland, als in dem äquatorialen Afrika aufgetreten und haben mit grofser Leichtigkeit weite Oceane und hohe Gebirge überschritten. Sie sind aber überall dem Verkehr der Menschen gefolgt und nirgends aufgetreten, wo sie nicht durch denselben eingeschleppt worden sind. Sie könnten daher getilgt werden, wenn es gelingt die Mittheilung ihres Contagiums zu unterbrechen. Hierin, nicht in der Tilgung der Empfänglichkeit, liegt das Mittel zu ihrer Ausrottung. Diese ist unmöglich, da die Menschen immer wieder mit Empfänglichkeit geboren

*) G. v. Bohlen, das alte Indien, mit besonderer Berücksichtigung von Aegypten.

werden, wie in alter Zeit, wo die Blattern bei uns noch unbekannt waren; weil die Empfänglichkeit mit der Zeit wieder wächst und die Unempfänglichkeit überhaupt niemals eine absolute ist.

Die Epoche, in welcher die Pocken zuerst in die Mittelmeerländer eingeschleppt worden sind, wird sehr verschieden angenommen. Nach einer von Vielen wiederholten Ansicht sind die Pocken in den Mittelmeerländern uralt. Ausschläge, als Pocken gedeutet, werden oft in der Bibel erwähnt, sie sollen Herodot und Hippocrates bekannt gewesen sein.

Nach einer anderen, besonders von Krause vertretenen Ansicht, fallen sie mit der attischen Seuche zusammen, welche sich während des peloponesischen Krieges von Aegypten aus über Kleinasien und die Inseln des ägeischen Meeres bis Athen verbreitete.

Nach einer dritten Ansicht, welche ich vertrete, findet sich ihre früheste Beschreibung bei Galen, und die sogenannte antoninische oder Galen'sche Pest war ihr erstes Auftreten in Europa.

Sehr vielfach wurde, schon vor Anfang dieses Jahrhunderts, angenommen, dafs die Pest, von welcher die Habesinier bei der Belagerung von Mekka, 560 p. Ch., in dem sogenannten Elephantenkriege (dem Elephantenmonat) gezwungen wurden in ihre Heimath zurückzuflüchten, das erste Auftreten der Seuche in Vorderasien bezeichne.

Endlich rechnen sehr Viele die ersten sicheren Nachrichten von dem Erscheinen der Pocken in Europa von dem Auftreten der Araber in Sicilien und Spanien, da wir von diesen, Ischaac, Haliabbas, Rhazes, die ersten systematischen Beschreibungen der Pocken und Masern und ihre Benennung erhalten haben.

Ueber die Frage des ersten Auftretens der Blattern in Europa ist ganz aufserordentlich vieles geschrieben aber wenig entschieden worden. Die Schwierigkeit liegt in der Spärlichkeit und Ungenauigkeit der Quellen, ihrer Kürze und der von der heutigen Auffassungsweise ganz abweichenden Darstellung, der Unsicherheit der Uebersetzung der technischen Ausdrücke, Ecthyma, Eczema, Anthrax, Erysipelas, Herpes u. s. w. Nirgends erscheinen bei den Alten die pustulösen Ausschläge als Krankheiten sui generis, sondern nur als Complicationen maligner Fieber.

Wenn in einer Krankheitsbeschreibung die Blattern wieder erkannt werden sollen, so müssen folgende Eigenschaften zusammentreffen, die keinem Arzte oder Chronisten entgehen konnten.

Es mufs von einem akuten, fieberhaften Exantheme gehandelt werden, hochgradig contagiös, das sich stets in einzelnen Epidemien über Viele verbreitete. Exantheme, welche sich auf Einzelne beschränkten, können keine Blattern gewesen sein. Wo aber die Pocken zum erstenmale, oder jetzt nach einem langen freien Zwischenraume, in welchem die Präservativmittel, Vaccination und namentlich Revacination versäumt wurden, sich verbreiteten, sind sie immer mit besonderer Intensität, mörderischer Eigenschaft und bei sehr Vielen zugleich aufgetreten, weil sie eine Menge von Menschen, Kinder und besonders auch Erwachsene antraffen, welche noch nicht durchseucht waren, oder bei welchen die Empfänglichkeit wieder erwacht war. Solche mörderische Epidemien konnten auch nicht ärztlichen Darstellern, Chronisten, nicht entgehen und sind ihnen auch nicht entgangen von der Zeit an, in welcher die Blattern bei uns heimisch geworden sind.

Die aufserordentliche Intensität und Dauerhaftigkeit des Blatterncontagiums, das an Träger gebunden, sich nach sehr entfernten Gegenden verschleppen läfst, hat stets eine Verbreitung dieser Seuche in immer gröfseren Kreisen bewirkt, so lange man nicht gelernt hatte, sie durch Inoculation einzuschränken. Epidemien, welche sich in alter

Zeit auf einige wenige Personen, eine einzelne Stadt beschränkten, können den Blattern nicht angehört haben.

Wo die Blattern einmal aufgetreten sind, sind sie nicht wieder völlig verschwunden, Epidemie hat sich an Epidemie angereiht, und auch in den Zwischenzeiten hat die Krankheit nie ganz aufgehört, sondern hat nur in verminderter Zahl ihre Opfer gefordert. Seitdem wir sie kennen, sind sie eine stehende Krankheit überall geblieben, wo sie sich einmal eingenistet haben, mit periodenweisen Exacerbationen, sobald sich ein gröſseres empfängliches Menschenmaterial wieder angesammelt hatte und besondere Umstände, Kriege, die Verbreitung des Contagiums begünstigten. Die Schriften der Alten, das alte Testament, Herodot, Livius, Diodor, sprechen an vielen Stellen von Volksseuchen, aber immer nur von solchen, welche einen einmaligen Ausbruch gemacht haben und welche demnach nicht die Blattern gewesen sein können.

Die hohe und dauerhafte Contagiosität der Blattern hat dieselben sich in immer weiteren Kreisen ausbreiten lassen, bis dieselben endlich die ganze Erdrunde eingenommen haben. Epidemien also, welche sich auf eine einzelne Stadt, ein kleines Gebiet beschränkt haben, ohne in immer weiteren Kreisen sich auszubreiten, können keine Blattern gewesen sein. So kann die attische Pest, deren Erscheinungen sonst manche Uebereinstimmung mit denen einer Blattern-Epidemie hatten, und deren Abweichungen der mangelhaften Darstellung durch einen Nichtarzt zugeschrieben werden könnte, keine Blattern-Epidemie gewesen sein, da sie in Griechenland keine Verbreitung über Athen und das Heer der Athener hinaus gefunden hat, und nach Beendigung des Krieges bald wieder verschwunden ist.

Wenn man die voranstehenden wesentlichen Eigenschaften der Pockenseuchen festhält, so hat das europäische Alterthum die Pocken, vor der Pest des Antonin, Galen, nicht gekannt. Mit dieser und nicht erst später, hat diese furchtbare mörderische Krankheit ihren Einzug in Europa gehalten, hat ihm viele Millionen Menschenleben gekostet, und doch giebt es jetzt Menschen, welche ihr die Thore wieder öffnen wollen.

In dem alten Testamente werden an vielen Stellen böse Ausschlagsformen als göttliche Strafen für Sünden, oder die Vernachlässigung der Gebote der Propheten, erwähnt, deren hebräischer Namen gewöhnlich mit Pocken übersetzt wird. Dieser Ausdruck ist aber sicherlich nur ganz allgemein im Sinne von Ausschlag, nicht mit besonderer Beziehung zu Variola gebraucht. Philo Judaeus, Vita Mosi's I, 29. erwähnt einer Ausschlagskrankheit, die wohl als Pocken angenommen werden könnte.

„Es erschienen plötzlich Ausschläge, indem die „Kranken mit Eiter gefüllte Phlyctänen bekamen, von „denen man wohl vermuthen konnte, dafs sie durch „ein verborgenes Feuer hervorgerufen würden. Von „Beschwerden und Schmerz wie natürlich durch die „Schwärenbildung und Entzündung gequält, litt der „Geist noch mehr als der Körper von Bekümmernifs, „denn es war wohl ein einziges Geschwür von Kopf „bis zu den Füfsen, indem die in dem Gesichte und „an dem Körper sich zu einem einzigen Geschwüre „vereinigten.“

Diese Darstellung pafst nicht übel auf confluirende Pocken. Es ist jedoch zu bemerken, dafs diese Beschreibung sich nicht in dem Exodus selbst findet, andere Quellen nicht existiren können und dafs von Judäa aus sich niemals eine Pocken-Epidemie verbreitet hat.

Neuere Aegyptologen, Ebers, wollen den Namen der Pocken auf uralten Papyrusrollen gefunden haben. Sie können aber doch nur den Namen einer Krankheit gefunden haben, ob diese aber Variola war, bleibt, wo keine Beschreibung derselben und ihres Verlaufes dabei gegeben ist, höchst zweifelhaft. Aegypten galt im Alterthum als das Land, von dem die Pestseuchen ausgehen. Wenn aber die Blattern in uralten Zeiten dort bekannt gewesen wären, so hätten sie, bei dem regen Verkehr mit den Inseln, Griechenland und Italien, nicht auf Aegypten beschränkt bleiben können, sondern sich frühzeitig über die Mittelmeerländer verbreiten müssen; das ist jedoch nicht geschehen. Die Blattern kamen erst im sechsten Jahrhundert p. Ch. nach Aegypten. Sie sind jetzt in Centralafrika sehr verbreitet. Die schwarze Race hat eine grofse Empfänglichkeit für sie, und die Ausfuhr von Negersclaven hat wesentlich dazu beigetragen, die Seuche, auch nach Amerika, zu verbreiten. Nach Mexico wurden die Blattern durch einen Negersclaven in dem Corps von Narvaez eingeschleppt. Nach Lopez de Gomara glich das Land alsbald einer Mördergrube und die Hälfte der Bewohner erlag binnen Kurzem der Heftigkeit der Seuche. Afrikanische Sclaven, Neger und Mauritaner waren in Rom zahlreich, ehe die Blattern daselbst bekannt wurden.

Die Frage, ob die Blattern den Griechen Herodot und namentlich Hippocrates bekannt gewesen seien, ist schon sehr frühe behandelt worden. Manardus, Ep. VII, Fernelius, Valeriola, Rivieri, Ingrassias, Donatus und Andere beschäftigten sich schon gegen 1560 mit derselben, veranlafst durch die sehr heftige, bösartige, ausgedehnte Epidemie dieser Zeit in Mantua u. s. w. Man wollte unter dem Ecthyma, Ecchyma, dem Herpes magnus des Hippocrates die Blattern wieder erkennen. Die kleinen rothen Pusteln, von welchen Silenus (Epidom. I, 3, 19) während eines Fiebers am achten Tage befallen wurde, sollen Blattern gewesen sein. Hippocrates beschreibt aber an der citirten Stelle keine mörderische Epidemie, welche doch einem Beobachter von seiner Bedeutung nicht hätte entgehen können, sondern nur einen pustulösen, ecchymatösen Ausschlag von geringer Gefährlichkeit bei einem Einzelnen. Seine Ausdrücke sind sehr verschieden gedeutet worden; er kennt die Blattern nicht unter den Kinderkrankheiten und erwähnt der so häufigen Erkrankung der Augen und der Entstellungen durch Narbenbildung an keiner Stelle. Hippocrates hat Blattern-Epidemien sicherlich nicht gesehen.

Nach Donatus beginnt deren Verbreitung erst mit den Arabern, was auch unrichtig ist. Donatus, Marcellus, Mantovanus, tract. de Variolis et morbillis a nullo antea editus. Mantovae 1569.

Nach Vogt wären die Pocken erst 1702 nach Italien gekommen. Er entnimmt diese Behauptung aus Corradi annali delle Epidemie occorse in Italia. Sie ist irrig. Die Epidemie, welche Donatus als Augenzeuge beschreibt, begann 1560.

Die Controverse, ob die Pocken den Griechen und Römern schon bekannt gewesen seien, ist im vorigen Jahrhundert wieder aufgenommen worden, indem sich Hahn*) in Breslau für Bejahung derselben, Werlhof**) dagegen aussprachen. Die Frage ist gegenwärtig veraltet, da Niemand mehr das Alter der Pocken so weit zurückverlegt. Zur Beantwortung derselben müssen Celsus, Secretär des Tiberius, de re medica, Plinius, historia naturalis, aus der Zeit von Trajan und Galen, aus der Zeit von Marc-Aurel, in Betracht gezogen werden. Plinius d. A. giebt in der hist. naturalis l. XXII bis XXVI eine vollständige Krankheits- und Heilmittellehre. Er führt die zu seiner Zeit gebräuchlichen, größtentheils dem Pflanzenreiche entnommenen Heilmittel und die Krankheiten an, gegen welche sie dienlich sind. Von pustulösen Exanthemen erwähnt er zwei Formen, schwarze, die Noxias heißen und rothe, die man Boas nannte. Eine Beschreibung aber, welche auf Pocken gedeutet werden kann, ist bei Plinius

---

*) Gottfried Hahn, Variolarum antiquitates nunc primum a Graecis erutae. Brigae 1733.

**) Werlhof, disquisitio medica et philologica de Variolis et anthracibus Hahnii 1733.

durchaus nicht zu finden. In dem 26. Buche führt er die Krankheiten auf, welche vorher in Italien unbekannt waren und seit seinem Gedenken daselbst aus Asien und Aegypten eingeschleppt worden sind. Auch unter diesen ist keine Krankheitsform, welche als Pocken gedeutet werden kann. Er erwähnt der Elephantiasis, welche vor der Zeit des Pompejus in Italien unbekannt gewesen sei, einer Ausschlagsform, welche die Griechen Lichen, die Römer Mentagra nennen und welche in der Mitte der Regierung von Tiberius durch einen Ritter aus Perusia eingeschleppt wurde. Sie käme nur bei Männern aus den besseren Ständen, nicht bei Sclaven, Frauen und Kindern vor. Sie entstehe am Kinn, von welchem sie sich über das Gesicht und den Hals verbreite. Augenscheinlich war es eine Erkrankung der Barthaarwurzeln. Endlich gedenkt er des Anthrax narbonensis, welcher unter dem Consulate des Q. Marcius und L. Paectus aus der Provincia Narbonensis in Italien eingeführt worden sei. Er bestand aus einer brandigen, schwarzen, oder lividen Entzündungsgeschwulst, welche an verschiedenen Stellen des Körpers, besonders aber unter der Zunge sich ausbreitete. Zwei consulare Männer, von denen der eine sich leicht mit einer Nadel verletzt hatte, waren ihr erlegen. Diese Darstellung bezeigt unzweifelhaft, daſs der Anthrax narbonensis nicht zu den Blattern gehört, sondern etwa zu den brandigen Anginen, dem Garotillo.

Nach Vorstehendem waren also die Blattern bis zur zweiten Hälfte des ersten Jahrhunderts in Italien noch unbekannt. Doch kannte Plinius sowohl das flüchtige als das fixe Contagium.

Da Plinius die Pocken nicht kannte, können sie auch Celsus, der etwas früher lebte und schrieb, im Anfange des ersten Jahrhunderts, nicht bekannt gewesen sein. In lib. V, c. 14 de pustularum generibus carumque curatione erwähnt er verschiedener Formen von Pusteln, von denen einige durch Feuer, Kälte oder die Wirkung von Arzneien entstehen. Er fährt dann fort :

Die Psychatrion ist eine härtere Pustel, härtlich, zugespitzt, aus welcher das, was ausgedrückt wird, feucht ist. Aus den Pusteln entstehen zuweilen kleine Geschwüre, trocken oder zuweilen auch mehr feucht. Sie sind zuweilen mit Jucken, zuweilen mit Schmerz und Entzündung verbunden, bald tritt Eiter, bald Jauche, bald beides aus ihnen hervor. Sie kommen besonders im jugendlichen Alter vor, seltener in der Mitte des Körpers, mehr an den vorragenden Theilen. Am schlimmsten ist die Pustel, welche Hypernictis genannt wird. Sie ist von einer lividen oder schwärzlichen, oder weifsen Farbe. Um sie herum zeigt sich eine heftige Entzündung und wenn sie halb geöffnet wird, so zeigt sich im Innern eine muköse Verschwärung. Der Schmerz ist über Verhältnifs zu der Gröfse, welche die einer Bohne ist. Auch diese Pustel entsteht an den hervorragenden Körperstellen, fast über Nacht, daher der griechische Namen.

Wenn in der voranstehenden Darstellung auch einige Aehnlichkeiten mit den Eigenschaften der Pocken bestehen, so fehlt doch wieder so Vieles, dafs man nicht annehmen kann, dafs ein so exakter Schriftsteller, wie Celsus, unter obigen Namen die Pocken beschrieben habe, wenn es auch schwer ist, eine andere sichere Deutung zu geben. Beide Pustelformen werden nicht als allgemeine Eruption, sondern auf die hervorragenden Körpertheile beschränkt, beschrieben. Von Fieber und ansteckender Eigenschaft ist nicht die Rede, der so häufigen Augenaffectionen, der Krusten- und Narbenbildung, des gleichzeitigen Leidens der Schleimhäute geschieht keine Erwähnung, so dafs jene Darstellung eben so gut auf jedes andere Exanthem, als auf Pocken gedeutet werden kann.

Unter der Regierung des Marcus Aurelius Antoninus philosophus wurde 165 p. Ch. durch das aus Mesopotamien zurückkehrende Heer eine Seuche in Italien eingeschleppt, von welcher ich mit aller Bestimmtheit annehme, dafs mit ihr das Auftreten der Pocken in Europa begonnen und seitdem in ununterbrochener Folge in Europa fortgedauert hat. Diese Epidemie, welche allein nur von Galen, der sie als Augenzeuge beobachtete, von ärztlicher Seite beschrieben worden ist, wird unter dem Namen der Antoninischen, oder der Pest des Galen aufgeführt. Die Beschreibung derselben, welche sich bei Galen an verschiedenen Stellen seiner Schriften findet und der Verlauf, den diese Seuche genommen hat, ihre Fortdauer in Oberitalien und der Provence, weisen so unzweifelhaft auf den Anfang der Pocken hin, dafs man sich nur wundern kann, dafs die Stellen bei Galen keine ernstere Beachtung gefunden haben.

Eine Anzahl von Schriftstellern, unter ihnen Häser in der neuesten Ausgabe seiner Geschichte der Medicin von 1879, glaubte die ersten *sicheren* Nachrichten über das Auftreten der Pocken in arabischen Quellen, über den sogenannten Elephantenkrieg (Krieg im Elephantenmonat), die Belagerung von Mekka durch die Habesinier, 569 p. Ch., zu finden. Häser sagt, mit ihm trete die Variola zum erstenmale uns unzweifelhaft entgegen. Diese Ansicht ist zuerst von Willan, Gruner*), Reiske, Krause ausgesprochen worden. Ich vermag diese nicht zu theilen und kann überhaupt der phantastischen Darstellung der Araber el Wagidi und Abd el Melik ben Hischam keinen diagnostischen Werth beilegen.

Nach der Erzählung, welche wie ein Märchen aus Tausend und eine Nacht klingt, sind Vögel in Schaaren gleich den Schwalben über das Meer gekommen. Sie

---

*) Gruner, Variolarum antiquitates ab arabibus solis repetendae. Jenae 1773. — Delectus Dissertationum med. Jenae II. Thesaurus dissert. I. 1.

trugen Steine in ihren Schnäbeln und ihren Krallen und warfen sie auf die Belagerer. Wer getroffen wurde, mufste sterben. Die Uebrigen flohen schleunigst nach ihrer Heimath und starben zu Tausenden an den Trinkplätzen. Der Anführer, Abraha, war auch getroffen worden. Man führte ihn mit zurück, aber unterwegs fiel ihm ein Glied nach dem andern ab, zuletzt die Bedeckung des Brustkastens über dem Herzen. Da starb er. — Das ist ein ganz hübsches arabisches Märchen, aber keine wissenschaftlich brauchbare Darstellung der Blattern. Wenn dann aus einem anderen arabischen Schriftsteller hinzugefügt wird, dafs sich in dem genannten Jahre die Hasbah zum erstenmale in Arabien gezeigt hätten, so wird allerdings der technische Ausdruck gebraucht, mit welchem fast vier Jahrhunderte später Rhazes die Blattern, (eigentlich die Masern, die Blattern heifsen Egridi) bezeichnet hat.

Aber auch angenommen, die Seuche, durch welche die Habesinier zur Aufhebung der Belagerung von Mekka genöthigt wurden, sei eine Blatternseuche gewesen, was möglich ist, so bleibt doch völlig unentschieden, woher und auf welchem Wege das Contagium in das habesinische Lager gelangte und wohin es sich weiter verbreitete. Keine Nachricht spricht dafür, dafs die Blattern sich von den Küsten des rothen Meeres über Nordafrika und von da über Europa verbreitet hätten. Erst im achten Jahrhundert traten die Saracenen als Eroberer in Spanien und Sicilien auf, also erst nachdem die clades pusularis, d. h. die Pocken, schon längst in der Provence und in Mittelfrankreich verbreitet war. Im Jahre 630 hatten die Saracenen unter Omar Aegypten erobert und im achten Jahrhundert Spanien und Sicilien. Beide Ereignisse waren von einer sehr heftigen Recrudescenz der Blatternseuche begleitet.

Im achten und neunten Jahrhundert geben die arabischen Aerzte die erste systematische Beschreibung der Blattern, stets in Verbindung mit den Masern. Gewöhnlich wird Rhazes als der erste angeführt; sie findet sich aber schon etwas früher bei Ibn Jacub ben Ischaac, filius adopt. Salomonis (von welchem ein schönes Manuscript auf der Mainzer Stadtbibliothek sich befindet, und ganz gleichförmig u. A. bei Hali filius Abbas). Rhazes selbst nennt Galen als eine seiner Quellen *). Er sagt : wer das leugne, habe Galen nicht gelesen. Ueberhaupt erscheinen bei den Arabern die Pocken als eine längst bekannte Krankheit.

Bei den Arabern und ihren Nachfolgern, den Arabisten, konnte kaum die Frage entstehen, wo die Pocken zuerst entstanden seien und auf welchem Wege sie sich fortgepflanzt hatten, da sie, eingenommen von der Erfahrung, dafs mit dem Eintritte der Schwangerschaft die Menstruation cessirt, dafs vorzugsweise Kinder befallen werden, und dafs Niemand den Pocken entgeht, die Krankheit von einem angeborenen Pockenstoff ableiteten, den jeder Mensch von Geburt an besitze, der ex sanguinis matris impuritate, von dem sich der Fötus genährt habe, entstehen soll. Aus den dickeren Theilen dieses unreinen Menstrualblutes entstehen die Pocken, aus den feineren die Masern. Dieser Stoff müsse ausgähren, damit der Mensch zu einer gesunden Constitution gelange und die Pocken seien die Schlacken des Gährungsprocesses. Von Avicenna wurde freilich die Ansteckungsfähigkeit der Pocken gelehrt; doch galt das Contagium nur als Anregung der Gährung. Die Ansicht, dafs die Pocken ein für die normale Entwicklung des Körpers nothwendiger Procefs seien, hat sich lange erhalten und klingt heutigen Tags noch, in den Anschauungen der Impfgegner und in den populären der Laien und sogenannter Naturärzte, fort.

*) Rhazes, de Variolis et Morbillis historia annexis quibusdam aliis argumentis interprete et curando quodam J. Channing ed. Ringelberg. Götting. 1781, oder Edit. Mead.

Geschichte der antoninischen Pest. Erstes Eindringen der Blatternkrankheit in Europa.

Die Pest, welche während der Regierung des Kaisers Marcus Aurelius Antoninus philosophus und seines Mitkaisers Lucius Verus, von 165 p. Ch. bis 180, herrschte und deshalb die antoninische, auch die Pest des Galen genannt wird, nimmt in der Geschichte der Volksseuchen und der Rückwirkung derselben auf die politischen und socialen Zustände eine ganz besonders wichtige Stelle ein.

Wenn auch die Geschichtschreiber Livius, Diodor zahlreicher Seuchen erwähnen, welche in die Kriegsgeschichte eingegriffen haben, so ist doch die antoninische die erste, uns näher bekannt gewordene, welche durch die Bewegungen eines Heeres über weite Ländergebiete verbreitet wurde (die attische blieb lokal), von dem Euphrat bis zur Donau und zum Rheine, nach Germanien und Gallien. Sie gehört zu den zahlreichen Volksseuchen, welche während der unheilvollen Periode der Völkerwanderung und des Beginnens der christlichen Aera, sich fast ohne Nachlafs aneinander reihten und, in Verbindung mit Hungersnoth und verheerenden Barbarenkriegen, die blühenden alten Culturländer zur Wüste zu machen und das Menschengeschlecht auszurotten drohten, die alte heidnische Cultur zerstörten und, wenn auch langsam, die Anfänge eines neuen Culturlebens einleiteten.

Sie war, wie ich beweisen werde, eine Blatternseuche; die erste, durch welche diese scheufsliche Krankheit aus Innerasien nach Europa eingeschleppt wurde, wo sie vorher völlig unbekannt gewesen war, die uns seitdem nicht wieder verlassen und in mehr als 1700 Jahren ganz unsägliche Verheerungen unter den Menschen angerichtet hat. Doch ist diese Ansicht nicht unbestritten. Häser hält sie nur für wahrscheinlich, v. Becker, in seinem sorgfältigen gelehrten Werk, erklärt sie geradezu für unrichtig und

diese Annahme sehr natürlich. Littré und Anglada schliefsen sich dieser Annahme an.

Galen giebt keine zusammenhängende Darstellung dieser Pest. Das Wort Pest, *λοιμη*, hat für ihn eine generische Bedeutung und gilt für alle Krankheiten, an welchen viele Menschen sterben. Er knüpft seine Bemerkungen an theoretische, hypothetische Ansichten über die Wirkung von Arzneimitteln an. Nur wo Galen von der langen Pest spricht, meint er unstreitig diejenige, welche wir als die antoninische bezeichnen, sonst laufen Erscheinungen der Ruhr, in dem Buche de atra bile, und einer croupösen Lungenentzündung, in dem Buche de simplicibus, unter jenem Namen mit unter.

Die humoralpathologische theoretisirende Richtung, welche Galen einhielt, hat ihn einige Hypothesen und Theorien aussprechen lassen, welche zwar jetzt wissenschaftlich aber nicht ganz ebenso im Volksglauben überwunden sind, welche aber von ihm auf die Araber übergingen und zu einer Zeit, in welcher es den Lehrern der Medicin nicht erlaubt war, von Galen und den Arabern abzuweichen, eine einflufsreiche Bedeutung besafsen. So rührt von ihm die Ansicht her, welche so lange von der schädlichsten Wirkung bei der Behandlnng der Blattern war, dafs dieselben von einem angeborenen Blatternstoff herrührten, der durch eine kritische Bewegung ausgeschieden werden müsse; dafs der Ausbruch der Blattern eine Krise sei, welche man befördern müsse, um das verfaulte Blut auf die Oberfläche des Körpers zu bringen; dafs nur diejenigen geheilt würden, bei welchen der Pustelausbruch recht zahlreich erfolgt; dafs dagegen diejenigen sterben, bei welchen nur einige Pusteln erscheinen, oder bald abtrocknen und zurücktreten. Galen in seiner theoretischen Voraussetzung betrachtet daher auch die schwarzen und blutigen Pocken als besonders günstig und kritisch, weil sie das schwarze Blut ausscheiden. Diese verkehrten Ansichten haben zu sehr verfehlten Behandlungsmethoden, zu dem Bestreben die Blattern durch Hautreize, scharfe Cataplasmen, übermäfsig warmes Verhalten hervorzulocken geführt, und sind erst von Sydenham abgestellt worden.

Unter den Historikern, bei welchen sich einige dürftige Notizen über die antoninische Seuche finden, ist kein Zeitgenosse. Julius Capitolinus, Orosius, Herodian, Ammianus Marcellinus, Eutropius haben wenigstens ein Jahrhundert später gelebt. Keiner spricht also als Zeitgenosse, und nur gelegentlich, in den Biographien der Kaiser von ihr.

Die antoninische Pest begann für unsere geschichtliche Kenntnifs im Jahre 165 p. Ch. während des Krieges, den Marc Aurel in Mesopotamien gegen die Parther führen liefs. Die Römer hatten Seleucia am Euphrat, nahe bei Babylon, eine Stadt, welche kurz vorher schon einmal zerstört worden war, aber wieder 40000 Einwohner einschlofs, mehrere Jahre lang belagert und durch Vertrag eingenommen. Das römische Heer litt Mangel an Zufuhr, es wird aber nirgends erwähnt, dafs es schon vor der Einnahme der Stadt von einer Seuche befallen gewesen sei. Lucius Verus, der den Feldzug leiten sollte, hielt sich an der Küste, in Antiochien und in einem Badeorte, Daphne, unter Tänzern und Eunuchen auf, während der Unterfeldherr Avidius Cassius die schwierige Belagerung leitete. Die Römer hielten die Capitulation nicht, plünderten und zündeten die Stadt an, die seitdem zu einem elenden Dorfe herabgesunken ist. Nach einer Sage, welche sich bei Orosius und Ammianus Marcellinus findet, waren Soldaten bei der Plünderung in einen Tempel des Apollo Comesius, dessen Statue in den Tempel des Apollo Capitolinus nach Rom geführt wurde, gedrungen und hatten in einem verschütteten engen Gange eine goldene Kiste gefunden, die sie aufbrachen. Es drang ein giftiger Dunst hervor, den die Chaldäer hinein gebannt hatten und der sich nun über

Asien bis nach Italien hin verbreitete. Unstreitig war dem römischen Heere in Seleucia ein Contagium mitgetheilt worden und in diesem lag die Ursache der weit verbreiteten, mörderischen Seuche, welche sich vom Euphrat über ganz Italien, von seiner Südspitze bis zu den Alpen, weiter ausdehnte und mindestens über 15 Jahre dauerte, und nicht in gleichzeitigen lokalen Naturereignissen, denen noch Neuere, Fodéré (léçons sur les epidèmies, le typhus oriental ou la peste) und namentlich Häser, einen wesentlichen ursächlichen Einfluſs zuschreiben wollen. Solche Ursachen, wie die Zusammenhäufung und Dislocation der Truppen, haben wie in anderen Kriegszeiten nur dazu beigetragen, die Verbreitung des Contagiums zu begünstigen und der Krankheit einen mehr malignen Character zu geben. Ob solche Ursachen der Pest vorausgegangen und zwar in Mesopotamien, wird nirgends erwähnt. Die Schriftsteller, Häser, stützen sich auf die Erzählung von Julius Capitolinus, welcher die ungewöhnlichen Ereignisse aufzählt, welche während der Regierung von Marc Aurel stattgefunden hatten, namentlich einer Ueberschwemmung der Tiber, als wenn das Austreten eines so unbedeutenden Flusses in Italien die Ursache eines Contagiums hätte sein können, dessen Wirkung sich von dem Euphrat bis zu den Alpen erstreckte, Italien völlig entvölkerte und über mehr als 15 Jahre dauerte. Um aber zu zeigen, mit welcher Leichtgläubigkeit, und in dem Bestreben eine contagiöse Krankheit auf allgemeine Ursachen zurückzuführen, man die Fabeln eines spät römischen, abergläubischen Schriftstellers aufgenommen hat, will ich die ganze Stelle mit einigen Kürzungen hierhersetzen. Eine Hungersnoth fand statt; ein Circus stürzte ein, Erdbeben in Rhodus und Asien, durch welche mehrere Städte zerstört wurden, die Tiber trat aus, ein schrecklicher Drache schwamm die Tiber herunter und ein Komet lieſs sich sehen, ein zweiköpfiger Knabe wurde geboren, und eine Frau gebar

Fünflinge. In Arabien wurde eine grofse Schlange mit Mähnen gesehen, welche sich bis in die Mitte ihres Leibes selbst auffrafs und fünf gutmüthige Löwen stellten sich freiwillig zur Gefangenschaft ein. — Die Römer waren von jeher ein sehr abergläubiges Volk und sind es noch, solchen Märchen sollte man aber keinen Einflufs auf eine Geschichte der Epedemien einräumen.

Die antoninische Pest wurde über verschiedene Climate durch ein Contagium verbreitet. Wo dasselbe herstammte, aus Indien? wissen wir nicht genauer. Dafs die Römer selbst die contagiöse Eigenschaft erkannt hatten, beweist die zweimalige Flucht Galens und die der Kaiser aus dem ·Lager von Aquileja, die Entlassung des Commodus von dem Krankenlager seines sterbenden Vaters, so wie die Mittheilung, dafs die Römer der Gefahr der Ansteckung wegen, damals die früher übliche Sitte verloren hätten, ihre erkrankten Freunde zu besuchen.

Das inficirte Heer wurde zu Schiff direct nach Italien und Rom geführt, wo die Seuche alsbald in einer aufserordentlich verheerenden Weise ausbrach und sich über ganz Italien von der Südspitze bis zu den Alpen ausdehnte. Man hatte das Heer in weitläufige Quartiere verlegt, wodurch die Verbreitung des Contagiums sicherlich wesentlich begünstigt wurde. Es wurde augenscheinlich gänzlich aufgerieben. In dieser Zeit drohten germanische und sarmatische Stämme, der Bund der Marcomannen, von Illirien aus in Oberitalien einzudringen, Marcomannen, Sueven, Hermonduren, Franken, Quaden u. a. Das entvölkerte Italien stand denselben so wehrlos gegenüber, dafs die Generale an der Grenze nur durch Geld und Vertheidigung der festen Plätze suchen mufsten den Feind zurückzuhalten. Dafs aber die Marcomannen den wehrlosen Zustand des offen vor ihnen liegenden, noch unausgeplünderten Landes nicht benutzten, zeigt wohl zur Genüge, dafs sie selbst von der Seuche nicht weniger berührt geblieben waren, als die Römer, wenn wir auch hierüber keine directen Nachrichten besitzen. Erst im dritten Jahre hatten die Römer ein aus den schlechtesten Elementen, Gladiatoren, Sclaven, Barbaren zusammengerafftes Heer bei Aquileja zusammengebracht, zu welchem sich die Kaiser mit Galen, den sie zu sich berufen hatten, begaben. Die Anhäufung der Truppen erzeugte eine neue Recrudescenz der Krankheit.

Die Kaiser und Galen flohen. Luc. Verus starb auf der Flucht nach Venetien in seinem Wagen, nach Einigen an Gift, wahrscheinlicher an der Seuche. Marc Aurel leitete nun den Krieg allein, gedrückt vom Alter, Mühe und Sorgen, und führte das Heer nach Paeonien (nicht Pannonien, wie v. Becker), einer Gegend von Macedonien (Herodian).

Medicinische Beschreibung der antoninischen Pest.

Wie ich schon früher erwähnt habe, so geht Galen nicht davon aus eine neue, vorher unbekannte Krankheit aufstellen zu wollen, und giebt derselben keinen anderen Namen als den der Pestis longa, diuturna, die er als ein Faulfieber, aus verfaultem Blute entstanden, betrachtet. Seine Absicht ist seine hypothetische Methode der Behandlung festzustellen. Er spricht daher vorwiegend von verschiedenen Heilmitteln und nur nebenbei von der Krankheit, deren Darstellung daher auch wenig systematisch ist. Die Hauptstelle findet sich Method. medendi, Vol. 10, c. 11 ed. Kühn. Er entwickelt eine Zuversicht der Behandlung, welche mit den bekannten mörderischen Folgen der Seuche und seiner eigenen Furcht vor derselben, in lächerlichem Widerspruche steht.

Auch hier ist von den verschiedensten Dingen, von

Brustkranken, Milchkuren, Luftkurorten in mäfsiger Höhe, dem Einflusse des Vesuv auf die Luft und anderem die Rede. Sonst lautet die Stelle : „Et qui ex pestilentia hoc vitio laborarunt propterea mihi facile sanari videntur, quod praesiccatum iis praepurgatum q. totum corpus fuerit; quippe quum vomuerant ex iis nonnulli et omnibus venter profluxerit. Atque quum ita jam vacuati essent, qui evasuri erant, iis exanthemata nigra toto corpore confertim multa apparuerunt, ulcerosa quidem plurimis, omnibus certe sicca. Eratq. intuente perspicuum reliquias eas esse sanguinis qui in febre putruerat, quas veluti cinerem quempiam natura ad cutem trusisset, sicuti alia ex supervacuis nonnullis trudit. Verum medicamentis ad ejusmodi exanthema opus non fuit quum siderent sua sponte ad hunc modum aliis quidem quibus videlicet exulcerata summa pars fuit, decidit ipsa ulceris summa superficies, quam ephelcida nominant deincepsq. quod reliquum fuit propinquam sanitate fuit et post unum duosve dies ad cicatricem venit; aliis quibus scilicet ulcerata summitas non est exanthema quidem ipsum et asperum et scabiosum erat decidit vero veluti squama quaedam et dehinc omnes fuere sani. Nihil igitur miri si etiam ii quibus ejusdem exanthemata in pulmone sunt propter ulcerum siccitatem sanate sunt.

Andere Andeutungen sind untermischt mit theoretischen Voraussetzungen an mehreren Stellen der weitläufigen Werke Galens zerstreut.

So erwähnt er, de praesagitione ex pulsib. lib. III, c. 4, dafs man auch im Volke den bevorstehenden Ausbruch der Pest erwartet habe, wenn bei einem Menschen Röthung der Augen, eine dunkle pestilentiale Röthung des Schlundes beobachtet worden sei, dafs manche in dem Prodromalstadium Erbrechen, andere Diarrhöen bekamen, dafs die letzteren zuweilen kritisch, aber sicher Vorboten des Todes gewesen seien, wenn sie am siebenten, neunten, oder elften

Tage erschienen und Blut enthalten hatten. Unstreitig sind blutige und schwarze Pocken gemeint, die wir auch in unseren Tagen fast immer mit tödtlichem Ausgange beobachtet haben.

Da von sehr anerkennenswerthen Geschichtsschreibern, wie von Häser und namentlich von v. Becker, noch ganz neuerdings in Zweifel gezogen oder direct in Abrede gestellt wird, daſs wir in der antoninischen Pest den ersten Ausbruch der Blattern in Europa zuerkennen haben, und dieses Ereigniſs, welches so trübe Folgen auf die Entwicklung und die Cultur des Abendlandes ausgeübt hat, auf viel spätere Perioden verlegt wird, so will ich die Hauptpunkte zusammenstellen, welche meiner Ansicht nach eine ganz unzweifelhafte Entscheidung geben. Die Zweifel konnten nur deſshalb festgehalten werden, daſs Stellen aus Galens Schriften herausgegriffen wurden, welche nicht die entscheidenden sind, während man diese übersah.

Die Pest, welche Galen die longa und diuturna nennt, war ihm und den Römern vorher unbekannt und hatte noch keinen besonderen Namen. Sie wurde in Mesopotamien dem römischen Heere in einer Stadt mitgetheilt, welche eine lange Belagerung ausgehalten hatte.

Sie war hochgradig contagiös, und das Contagium wurde von dem Heere auf seiner ganzen Rückzugslinie und alsbald nach der Landung in Rom und Italien verbreitet.

Die Seuche verbreitete sich mit der gröſsten Schnelligkeit über ganz Italien von den Alpen bis zur Südspitze, Brundusium.

Sie war im höchsten Grade mörderisch, wie das stets der Fall ist, wenn die Blattern zum erstenmale in einem noch ganz freien undurchseuchten Lande auftreten; sie hatte das Heer vernichtet und Italien bis zur Wehrlosigkeit entvölkert.

Dem Ausbruche des Exanthems gingen catarrhalische und exanthematische Zufälle auf den Schleimhäuten der

Augen und des Schlundes, dunkle Röthungen derselben voraus. Erbrechen und Diarrhöen waren häufig unter den Vorboten.

Das Exanthem bestand in einem fieberhaften pustulösen Ausschlage, der sich rasch über den ganzen Körper ausdehnte. Die Pusteln waren häufig zusammenfließend, schwarz und blutig und dann immer tödtlich. Sie wurden zuweilen geschwürig, meistentheils aber vertrockneten sie zu Krusten, unter denen die Haut schon vernarbt war, wenn diese abfielen.

Die Seuche erhielt sich mit mehrfachen Recrudescenzen über wenigstens 15 Jahre, ob nicht länger vermögen wir aus Mangel an directen Nachrichten nicht zu entscheiden.

Von allen mörderischen Volks- und Lagerkrankheiten, welche möglicherweise herbeigezogen werden können, um sie mit der antoninischen Pest zu vergleichen und zu identificiren, ist keine, auf welche die voranstehend aphoristischen Symptome passen. Typhus, Flecktyphus, Pest, keine derselben bildet ein pustulöses, über den ganzen Körper verbreitetes Exanthem, welches zu Krusten vertrocknet, die am 12. Tage abfallen. Ich finde es daher für völlig überflüssig weitere Erklärungen hinzuzufügen.

> Die antoninische Pest war die erste Blattern-Epidemie, welche aus Asien eingeschleppt, sich zunächst über Italien und dann nach und nach, ziemlich langsam, über ganz Europa verbreitete und seitdem nicht wieder verschwunden ist.

Mit dem Tode von Marc Aurel hören die Mittheilungen über die sogenannte lange Pest auf, 180 p. Ch. Es ist jedoch durchaus kein Grund vorhanden anzunehmen, daſs der Tod dieses Kaisers auch der Pest ein Ende gesetzt habe. Es fehlen nur die Quellen. Ausführlichere Darstellungen von Pestseuchen, bei denen Beulen- und Pustelpest neben einander gehen, finden sich erst wieder bei Paulus Diaconus Warnefried und Gregor von Tours.

Es versteht sich von selbst, dafs eine Pest, durch welche das aus Asien zurückgekehrte, über ganz Italien zerstreute Heer vernichtet wurde und gegen welche man keine Hülfsmittel besafs, auch die Civilbevölkerung nicht verschonte. Wenn uns auch keine bestimmte Nachrichten hierüber vorliegen, so besitzen wir doch genügende Anzeichen, dafs der Menschenverlust in Italien enorm gewesen sein mufs. Als Marc Aurel während einer Hungersnoth, welche wie gewöhnlich die Seuche begleitete, den bevorstehenden markomaenischen Krieg dem Volke ankündigte, erregte diese Nachricht den äufsersten Schrecken. Um diesen bösen Eindruck zu mildern, liefs Marc Aurel alle Priester, fremde wie einheimische zusammenkommen, um die Stadt zu sühnen. Jul. Capitolinus.

Die Menge der Leichen wurde in Rom so grofs, dafs man sie kaum zu überwältigen wufste und die alte, fast aufser Gebrauch gekommene Bestattungsweise, in Sammelgräbern, wie ehemals auf dem Esquilin, wieder aufnahm. Für den Leichenbrand reichten die Zeit und das Material nicht mehr aus. Marc Aurel fand für nöthig strenge Begräbnifsordnungen zu erlassen. Für die Angesehenen liefs er Denksteine errichten und die Leichen der Armen auf öffentliche Kosten bestatten. Ammianus Marcellinus erzählt, dafs Landhäuser und Dörfer von ihren Bewohnern gänzlich verlassen worden seien und dafs durch die Verminderung der Arbeitskräfte und die Furcht vor dem gewissen Tode, das Feld unbebaut geblieben sei. So gesellten sich, wie gewöhnlich zu dem Schrecken der Seuche, Hungersnoth, Viehsterben und Verwilderung der Sitten. Der niededrückende Eindruk, welchen die Seuche ausübte, mufste nothwendig gesteigert werden, als dieselbe, nachdem sie nachgelassen 169 mit neuer Wuth ausbrach.

Gegen diese Seuche besafsen die Römer durchaus keine

*) Eutropius breviarium rer. romanor. 1711.

Mittel. Was Galen über seine unfehlbaren Erfolge durch Abführmittel, austrocknende Mittel, den Bolus und ein von ihm erfundenes Geheimmittel, den Theriac den Ardromachus mit grofser Ruhmredigkeit erwähnt, ist völlig unglaubwürdig und wird durch seine eigenen Angaben widerlegt, indem er in dem Methodus angiebt, dafs es gegen diese Seuche keine Hülfsmittel gäbe. Man kannte nichts als religiöse Ceremonien. Marc Aurel liefs Opfer bringen und führte den veralteten Gebrauch der Lectisternien wieder ein. Einen Betrüger oder Geisteskranken, der auf dem Forum das Ende der Welt verkündete, dafs Feuer vom Himmel fallen und er sich in einen Storch verwandeln werde (er hatte einen solchen unter dem Mantel), liefs er bestrafen.

Kurze Zeit nach dem Tode von Marc Aurel, unter seinen Nachfolgern, Commodus und Domitian, brachen in Rom und Italien neue Epidemien aus, welche der Volksglaube der boshaften Vergiftung durch vergiftete Nadeln zuschrieb.

„In diesen Tagen unter der Regierung des Commodus, brach eine Seuche aus, deren Heftigkeit alle bekannten übertrifft. Häufig starben in Rom mehr als 2000 Menschen an einem Tage. Aufserdem starben in Rom und im ganzen römischen Reiche viele Menschen noch aus einer anderen Ursache. Erkaufte Bösewichte hatten Nadeln mit Gift bestrichen, mit welchen sie unzählige Opfer tödteten.“

Eine gleiche Sage wird aus der Zeit von Domitian berichtet. Viele vorher bezeichnete Opfer seien gestorben ohne zu wissen wie sie vergiftet wordenwaren. Einige der Ruchlosen wurden auf der That ertappt und hingerichtet.

Ein gleicher Volksglauben hatte sich bekanntlich während der attischen Pest verbreitet. Th. Krause findet in jener Erzählung einen Beweis, dafs die antoninische Pest, gleich der attischen, eine Pocken-Epidemie gewesen und durch Impfung fortgepflanzt worden sei. Wenn es auch wahrscheinlich ist, dafs die Pest zur Zeit des Commodus und Domitian nur eine Fortsetzung der antoninischen war, so besitzen wir aber doch keine ärztliche Beschreibung von ihr. Was Aëtius 200 p. Ch. kurz angiebt ist völlig unbestimmt. Der Glaube an Vergiftung ist aber zu jeder Zeit, bei jeder neuen unbekannten Epidemie unter dem ungebildeten Theile des Volkes aufgetreten und hat zu Wuthausbrüchen geführt. Die Thatsache ist an und für sich unglaubwürdig. Wie viele Piccatoren hätten über Rom und Italien verbreitet sein müssen und wer hätte ein Interesse und die Mittel gehabt ihre ruchlose Thätigkeit zu erkaufen? Man wufste zu jener Zeit, dafs die Krankheit contagiös sei, aber man kannte weder das Virus noch die Art seiner Verbreitung und hatte keine Hülfsmittel als die Flucht und religiöse Ceremonien. Jahrhunderte mufsten vergehen bis die ärztliche Welt in dieser Beziehung bessere Kenntnisse und Ueberzeugungen erhielt, die noch nicht völlig durchgedrungen sind.

Galeni opera. ed. Kühn, Vol. VI, rat. med. Vol. I, de simplicibus, de praesaepone pulsetius, de differentia febr. et vita Galeni, conscript. ab Ackermannio, Galen op. V. 1, ed. Kühn.

Julius Capitolinus Verus, Marc Aurelius.

Ammianus Marcellinus lib. 24.

Scriptor h. imp. Vopiscus, Herodianus.

Orosius hist. II, lib. 12.

Eutropius breviar lib. 2.

Hecker, de peste Antoniniana.

Kraus, desquisis. hist. med. de natura morb. Athen. Hannover 1825.

Ueber das Alter der Menschenpocken und anderer exanthem. Krankheiten. Gruner, antiquitatis Variolar. Jenae.

Die Blattern im frühen Mittelalter. Die clades pusularis (pustularis).

Nach der voranstehenden Beschreibung der Pocken aus der spät römischen Zeit folgte eine lange Periode, in welcher von den Pocken nicht mehr die Rede ist. Man (Vogt) hat daraus schliefsen wollen, dafs die Pocken wie andere Volkskrankheiten ausgegangen gewesen und nur erst von den Arabern nach Spanien wieder eingeschleppt worden seien. Sie werden aber, wenn auch nur in dürftigen Notizen, lange vor dem Eintritte der Sarazenen in Spanien, von einigen Chronisten erwähnt. Eine natürlichere Erklärung für dieses Stillschweigen findet sich darin, dafs in dieser Periode, der Völkerwanderung, der äufsersten Verwilderung und Verwüstung im Abenlande, überhaupt keine literarische Thätigkeit mehr stattfand. Bei den wenigen ärztlichen Schriftstellern, die noch am Anfange dieser Periode lebten, bei Aëtius, Paul von Aegina, Arculanus, findet sich Nichts was mit Sicherheit darauf gedeutet werden könnte, dafs sie die Blattern gekannt hätten. Eine Stelle bei Aëtius aus dem zweiten Jahrhundert ist oft dahin ausgelegt worden, dafs er die Blattern gekannt habe. Sie lautet da wo er von verchiedenen Ausschlägen bei Kindern spricht :

> „Praediximus jam infantes ob depravata alimenta in diversos morbos incidere ita ut, praeter alia exanthemata quoque et ampullas quas phlyctaenas vocant, humidaq. ulcera, bubastica apellata in corporis superficie erumpunt.“

Erst mit dem sechsten Jahrhundert p. Ch. treten Chronisten, dem geistlichen Stande angehörig, welche über die zahlreichen Volksseuchen ihrer Zeit kurze Notizen geben auf. Da zu ihrer Zeit aber verschiedene epidemische Krankheiten gleichzeitig herrschend waren, und diese clerikalen Chronisten sich wenig mit der Angabe der Symptome beschäftigen, so ist es oft schwer zu entscheiden, von welcher Krankheit, Beulenpest, Ruhr oder Blattern, oder von einem Zusammentreffen mehrerer derselben, sie sprechen. Erst bei den Arabern, mit dem neunten und zehnten Jahrhundert, erscheinen die Pocken in ganz unzweifelhaften, systematischen Darstellungen, welche von den ältesten christlichen ärztlichen Schriftstellern des Abendlandes des 13. Jahrhunderts ganz unverändert aufgenommen worden sind.

Auf welchen Wegen und bis wohin die Blattern vor dem Ende des zweiten bis zur Mitte des sechsten Jahrhunderts sich verbreitet hatten und welche Verheerungen sie angerichtet haben, ist uns unbekannt. Sie lassen sich erst im fünften und sechten Jahrhundert theils mit Wahrscheinlichkeit, theils mit Sicherheit nachweisen.

Nach Willan müssen sie schon im fünften Jahrhundert über einen grofsen Theil von Frankreich verbreitet gewesen sein, da in dieser Zeit der Bischof Nicasius von Rheims ihnen zum Opfer fiel.

Sonst finden wir sie im sechsten Jahrhundert mit Wahrscheinlichkeit an drei verschiedenen, weit von einander entfernten Orten. Die Seuchen, durch welche das abessinische Heer vor Mekka zum Rückzuge gezwungen wurde, 569 p. Ch., war wahrscheinlich eine Pockenseuche, wenn auch nicht ihr erstes Auftreten. Ebenso ist es wahrscheinlich, dafs sich die Blattern mit dem Ende der Justinianeischen Pest in Pannonien verbunden haben (560 p. Ch.). Mit Sicherheit aber lassen sich die Blattern um diese Zeit in der Schweiz, am Genfer See, in Südfrankreich, der Provence, bis Rheims und Paris nachweisen. Sie sind hier gleichzeitig mit der Beulenpest, der clades inguinaria, aufgetreten. Eine ältere Behauptung, von Hecker, dafs zwei solcher grofsen Seuchen nicht gleichzeitig vorkommen könnten, ist natürlich, auch durch die Erfahrungen der neuesten Zeit, längst widerlegt. Sie traten mit Masern verbunden auf, welche stets in demselben Capitel genannt werden, oder wurden die rothen Flecken, welche den Pocken vorausgehen, für Masern genommen. Die Schriftsteller, welche in dieser früh mittelalterlichen Zeit der Pocken erwähnen, sind Geistliche. Die Symptomatologie berührt sie wenig, mehr nur die grofse Sterblichkeit; man darf daher auf einige Lücken, Ungenauigkeiten, Vermischung mehrerer Krankheiten kein allzugrofses Gewicht legen.

Die Blattern sind wahrscheinlich schon mit ihrem ersten Auftreten, in der antoninischen Pest, nach der Riviera und der Provence gelangt. Da sie schon im sechsten Jahrhundert hier heimisch waren, so können sie nicht von den Arabern aus Spanien hierher gelangt sein, da diese erst im achten Jahrhundert sich in Spanien festgesetzt haben (711). Da die Hochalpen noch sehr unwegsam waren, so werden sie diese, gleich anderen Seuchen, umgangen haben. Bei Gregor von Tours und Marius von Avenches werden Italien und Gallien als Sitz der Pocken genannt. Die Namen, unter welchen sie bei diesen und Späteren vorkommen, sind sehr zahlreich : Clades pusularis, Pusulae, Pustulae, morbus cum profluvio ventris, morbus dissentericus cum pusulis, morbus ex vesicis, Milinae, auch Variolae bei den Arabisten und den älteren Uebersetzungen der Araber.

Die älteste, sehr kurze Erwähnung der Pocken in der Provence ist die von Sigbert von Gemblours aus dem Jahre 541.

> Secutae variae clades et malae valetudines cum pustulis et vesicis populos afflixerunt.

Einge Jahre später 570 und 571 finden sich einige ganz kurze Notizen über Volkskrankheiten, welche als Pocken gedeutet werden müssen bei Marius, Bischof von Avenches (Lausanne), hist. Franciae scriptor I, II, p. 12.

> Hoc anno (570) morbus validus cum profluvio

ventris et Variola Italiam Galliamque valde affecit et animalia bubula per loca supra scripta maxime interierunt.

Es fand also, wie häufig bei Volksseuchen, gleichzeitig eine Viehseuche statt.

Anno 571 infanda infirmitas atque grandula, cujus nomen est pustula, in supra scriptis regionibus (Italien und Galien), inumbrabilem populum devastabit.

Eine Verwirrung in Bezug auf die Deutung der letzteren Stelle ist dadurch entstanden, dafs manche Schriftsteller glandula statt dem mittelalterlichen grandula schrieben (Schnurrer, v. Becker). Sie nahmen deshalb an, dafs die Beulenpest, die gleichzeitig in Gallien, in der Auvergne verbreitet war (pestis averna) gemeint sei, womit dann aber der Zusatz cujus nomen est pustula nicht stimmt. Der Zweifel löst sich leicht, wenn man die richtige Lesart herstellt. Auch stimmt mit dieser Annahme die weitere Zufügung bei v. Becker, aus Gregor von Tours, dafs diese Pest die Meisten am 12. bis 14. Tage getödtet habe, nicht. Wäre die Beulenpest gemeint gewesen, so würde Gregor, der die kurze Dauer der Beulenpest bis zu ihrem tödtlichen Ausgang sehr wohl kennt, diese Angabe gewifs nicht gemacht haben, weil diese den Tod meistens bis zum zweiten und dritten Tag und auf der Höhe der Krankheit noch früher herbeiführt, was einem Schriftsteller, wie dem genannten nothwendig auffallen mufste. Der Termin für den Tod bei den Blattern fällt aber mit der genannten Zeit, der Krustenbildung, zusammen. Wo Gregor der gleichzeitigen Beulenpest Erwähnung thut, vergifst er auch nicht anzuführen, dafs die Meisten fast augenblicklich an ihr gestorben seien.

Die Bezeichnung Variola kommt hier zum erstenmale vor, aber als ein schon gebräuchlicher Ausdruck, der keiner Erklärung bedurfte.

Etwas ausführlicher und weniger zweifelhaft sind die

Mittheilungen von Gregor, Bischof von Tours, über die Pockenseuchen jener Zeit in Gallien.

Gregor von Tours, gegen 580 p. Ch., war einer der abergläubigsten Menschen aus einer mit Aber- und Wunderglauben erfüllten Zeit. Alle seine geschichtlichen Mittheilungen sind mit den Erzählungen wunderbarer Naturereignisse und der wunderthätigen Wirkung der Heiligen, und religiösen Ceremonien überfüllt. Er erwähnt der Pockenseuchen an mehreren Stellen seiner Schriften*).

Im sechsten Jahre der Regierung Childeberts ergossen sich starke Regengüsse über Frankreich, so dafs die meisten Flüsse, die Rhone und die Loire über ihre Ufer traten und grofse Verheerungen anrichteten. Feurige Meteore wurden in Tours gesehen und Bordeaux durch ein Erdbeben erschüttert. Feuersbrünste, durch den Blitz entzündet, zerstörten Orleans und in Charleroy flofs wahres Blut aus dem gebrochenen Brote. Auf alle diese Vorzeichen folgte eine furchtbare Seuche. Während die Könige den Bürgerkrieg vorbereiteten, überzog eine dysenterische Krankheit fast ganz Gallien. Die Erkrankten hatten ein heftiges Fieber mit Schmerz in der Nierengegend, Schwere im Kopf und im Nacken. Der Auswurf war roth (croceus) oder völlig grünlich, der Körper wurde mit Pusteln bedeckt. Von Vielen wurde versichert, dafs ein heimliches Gift schuld sei. Landleute (rusticiores) nannten diese Pusteln Coriales (Corales)**). Wenn, bevor dieselben ausbrachen, Schröpfköpfe auf die Schulterblätter oder die Schenkel gesetzt wurden, so wurden Viele durch den Austritt von Sanies

*) Gregorii episcopi Turonensis histor. Frankor. lib. V, c. 14, 17, 19; III, 24. Miracula St. Martini c. 34. Gloria confessorum c. 21.

**) Die Ableitung dieses Wortes ist durchaus unsicher, wahrscheinlich ein provencalischer Provinzialismus. Am sonderbarsten ist die Ableitung, welche Curschmann von dem oberdeutschen Küren, Koren, wählen bildet; sie lautet wie die bekannte von Verstande aus Nous. Man sprach in der Provence kein Deutsch.

erleichtert (liberabantur). Aber auch Kräuter, welche gegen Gifte wirksam sind, waren Vielen ein Schutzmittel, wenn sie im Getränk genommen wurden. Die Seuche begann im August und tödete vorzugsweise kleine Kinder.

Der König Chilperich wurde selbst sehr schwer krank, und als er sich einigermafsen erholt hatte, erkrankte sein jüngstes noch ungetauftes Kind, das aber nach der Taufe sich rasch erholte. Darauf wurde dessen älterer Bruder krank. Man legte ihn in eine Wiege und brachte ihn nach Soissons zu dem Grabe des heiligen Medardus, welches man ihn berühren liefs. Aber selbst das half nichts, er starb. Die Frau des Königs Guntram von Burgund, Austragildis, mit dem populären Schmeichelnamen Bobile, erkrankte und starb an derselben Seuche. Ihre Leiche wurde so schwarz, als wenn sie auf glühenden Kohlen gelegen hätte. Vor ihrem Tode hatte sie ihren Gemahl gebeten, dafs ihre Aerzte, Marileif, ein Jude, Donald und Nicolaus, von denen sie sich vergiftet hielt, hingerichtet würden, gladio truncentur, was denn auch geschah. Nach der Sitte der Zeit und den Gesetzen der Westgothen und Franken war der Arzt für das Leben seiner Kranken verantwortlich. Für Gemeine zahlte er ein Wehrgeld, für Könige mit dem Leben.

Im siebenten Jahre der Regierung Childeberts fanden ähnliche Vorzeichen statt; ein Komet liefs sich sehen u. s. w. Darauf brach eine Epidemie aus; die Leute bekamen ein Fieber und Flecken verbreiteten sich über den ganzen Körper und erhoben sich zu Pusteln und Blasen, an welchen viele Menschen starben, wenn sie nicht Vorsicht gebrauchten. Zugleich herrschte die Beulenpest in Gallien, besonders in Narbonne. Der Tod trat bei dieser fast augenblicklich ein.

Im Jahre 582 war die Tourraine wieder von dem malum valetudinarium heimgesucht. Nach einem heftigen Fieberanfalle bedeckte sich alsbald die ganze Haut mit

Blasen und kleinen Pusteln. Sie waren weifs, ziemlich hart, ohne Weichheit und sehr schmerzhaft. Sobald sie reif waren, barsten sie und liefsen ihre Flüssigkeit austreten, die unter starker Vermehrung der Schmerzen an den Kleidern anklebte. Die Bemühungen der Aerzte waren fruchtlos, wenn Gott nicht half.

Auch die Frau des Grafen Eborin von Tours erkrankte so heftig, dafs keine Stelle des Körpers, auch die Hand und Fufssohlen nicht, freiblieben. Selbst auf den beständig geschlossenen Augen entstanden Pusteln. Sie hielt sich dem Tode nahe, genafs jedoch, als sie von dem Wasser getrunken hatte, mit welchem das Grab des heiligen Martin zu Ostern abgewaschen worden war. Auch die Geschwüre hatte man mit demselben Wasser gewaschen.

G. v. Tours miracula St. Martini; Gloria confessorum.

Die angeführten Citationen beweisen ebensowohl die Häufigkeit und Heftigkeit der Pockenepidemien zur Zeit Gregors von Tours, als die völlige Hülflosigkeit der Aerzte, welche ganz auf abergläubische Ceremonien angewiesen waren. Die Seuche hatte sich schon über ganz Gallien bis nach Paris verbreitet. Der Ausdruck Gallias totas, dessen sich Gregor bedient, beweist, dafs das cis- und transrhenanische Gallien, Gallia prima und secunda, schon inficirt waren, also auch Mainz, die Hauptstadt des letzteren.

In dem Jahre, in welchem Gregor von Tours die in der Provence herrschende Seuche erwähnt, wurde Mohammed in Mekka geboren, 571 p. Ch. Seine Anhänger waren bestimmt die im Abendlande untergehende Cultur aufzunehmen und neu zu beleben. Doch verging eine lange Reihe von Jahren, bis sie, in Spanien sefshaft geworden, nach 711, neben ihren kriegerischen Eigenschaften, Sinn für die Künste des Friedens und die Cultur der Wissenschaften gewonnen. Dieser lange Zwischenraum, bis zur Mitte des 12. Jahrhunderts, ist für unseren Gegenstand fast vollkommen leer von geschichtlichen Nachrichten. Nicht dafs man daraus schliefsen dürfte, dafs die Blattern aus den Gebieten, die sie eingenommen hatten, wieder verschwunden gewesen seien, das verhinderte die Continuität ihres Contagiums, sondern weil es an Aerzten und Schriftstellern fehlte, um sie zu beschreiben.

Nur noch ganz kurze Zeit nach Gregor findet man bei verschiedenen Chronisten eine ganz kurze Notiz, aus der man auf die Fortdauer der Blatternseuche in Italien schliefsen kann :

> Hoc anno factus (615) est terrae motus magnus, mense Augusto indictione tertia. Post haec secuta est clades in populo id est percussio scabiarum, ita ut nullus possit cognoscere mortuum suum.
>
> Marianus Scotus chronicon ex anno 615. Pistorius, Joannes, Nidaensis, rer. German. scriptores t. 1.

Es handelt sich offenbar um eine acute Krankheit, welche, nicht seit langer Zeit bestehend, nach einem Erdbeben eingetreten ist, und welche daher nicht, wie v. Becker meint, auf Lepra zu deuten ist, wohl aber auf confluirende Pocken. Die Lepra ist nie als Scabies bezeichnet worden. Ein so bestimmter Anfang, wie der Ausdruck hoc anno anzeigt, läfst sich für Lepra nicht zulassen.

Ganz übereinstimmend findet sich dieselbe Notiz bei Paulus Warnefried, de gestis Longobard. lib. IV, c. 47; Sigbertus Gemblacensis (von Gemblours) chronicon und Herm. Contractus chron. 1, 186.

Warnefried setzt der selbst in den Worten übereinstimmenden Notiz hinzu : propter inflationem tumorum. Namentlich aus dieser letzten Hinzufügung ist nicht zu zweifeln, dafs eine Blatternseuche gemeint ist. Sie setzen die Epidemie theils auf das Jahr 615, theils 619.

Die Araber sind erst 711 in Spanien gelandet und es hat einige Zeit gedauert, bis sie sich daselbst ausgebreitet und festgesetzt hatten. Es ist wenig daran zu zweifeln, dafs sie die Blattern schon in Aegypten bei ihrer Belagerung von Alexandrien durch Amrun, und durch die byzantinischen Hülfstruppen, welche Heraclius nach dieser Stadt geschickt, mitgetheilt erhalten hatten und dafs diese in dem übrigen Nordafrika sich ausgebreitet hatten und dafs sie dieselbe später auch nach Sicilien und Spanien gebracht haben. Die erste Einschleppung in Spanien hat aber sicherlich nicht durch sie, von Süden aus, sondern von Norden her, aus der Provence, stattgefunden.

Unter den Arabern wird Rhazes*), ein Perser, aus Resch am caspischen Meere, als derjenige angegeben, welcher zuerst über die Blattern systematisch geschrieben habe. Er selbst giebt an, dafs er aus Galen und älteren arabischen Schriftstellern geschöpft habe. Wenn er somit auch nicht der Erste war, der unter seinen Landsleuten über die Blattern gehandelt hat, so rührt doch von ihm die älteste, ausführliche systematische Monographie über die Blattern her. Was die Nachfolgenden, Araber und Arabisten, und bis in das 17. Jahrhundert, über Theorie und Praxis der Blattern gelehrt und zu wissen geglaubt haben, schliefst sich wesentlich an die Anschauungen von Rhazes an. Doch ist er nicht gerade der älteste arabische Schriftsteller, von dem uns Nachrichten über die Blattern erhalten sind. Abgesehen von den sehr unbedeutenden Notizen in dem Fragment des Priesters und Arztes Aaron, des Aegypters bei Rhazes, findet sich schon eine Abhandlung über die Pest und die Pocken in dem Tractate des Ischaac, de febribus.

---

*) Mohammed Ibn Zakarjah Ben Rhazes, de Variolis et morbillis historia anexis quibusdam aliis argumentis interprete et curando quondam J. Channing ed. Ringenberg, Götting. 1781.

Für die Kenntnifs der Pocken ist die Ausgabe von Mead. von besonderem Werthe. In den opera minora von Rhazes findet sich eine kurze Beschreibung der Pocken an drei Stellen, hier ist das gesonderte Werk gemeint. Eine ziemlich ausführliche Darstellung findet sich schon bei Ben Ischaac f. ad. Salomonis.

Abu Jacub ben Ischaac filius adoptivus Salomonis, Judaeus, de febribus; auch er war ein (jüdischer) Egypter. Ischaac lebte wenig früher als Rhazes, zwischen 830 bis 900.

Die Abhandlung von Ischaac ist wenig bekannt. Ein schönes Manuscript befindet sich auf der Mainzer Stadtbibliothek.

Ischaac gehört wohl zu den älteren arabischen Schriftstellern, von welchen geschöpft zu haben Rhazes selbst angiebt. Die Abhandlung des letztern ist die erste ausführliche, systematische über die Pocken und für mehrere Jahrhunderte hindurch die Quelle gewesen, aus welcher Araber und Arabisten geschöpft haben, ohne wesentlich Neues hinzuzufügen. Ihre Lehren haben bis in die neuere Zeit fortbestanden und bestehen in Anklängen noch in der gegenwärtigen Volksansicht.

Die Lehren der Araber, insbesondere von Rhazes, welche für die spätere Auffassung von der gröfsten Bedeutung waren, sind hauptsächlich folgende :

Die Blattern erscheinen bei ihnen als eine besondere Krankheit, und nicht mehr, wie bei Galen, nur als eine Complication maligner Fieber. Sie werden bei ihnen immer in Verbindung mit den Masern genannt, wenn auch beide als zwei verschiedene Krankheitsformen betrachtet werden, von welchen die ersteren vorzugsweise im Frühjahr, die letzteren im heifsen Nachsommer erscheinen. Die Pocken heifsen bei Rhazes Elgredi, die Masern Habach. Aufserdem wird eine Mittelform, Humac, unterschieden.

Wenn auch Blattern und Masern schon nach der Zeit, in welcher sie aufzutreten pflegen, als zwei verschiedene Formen angenommen werden, so gelten sie doch, auch ihrer wesentlichen Ursache nach, als nahe verwandte Krankheiten. Sie werden daher bis in das 17. Jahrhundert meistens in demselben Capitel, de Variolis et Morbillis, abgehandelt.

Von Rhazes wird die contagiöse Natur der Blattern

noch nicht angenommen. Sie sind für ihn das Product eines Gährungsprocesses, einer Krise; das Blut der Kinder mufs gähren, wie der Saft der Früchte, damit sie mit gereinigter Constitution in das Jünglingsalter eintreten können. Der Fötus wird nämlich während seines Uteruslebens von dem Menstrualblute ernährt, welches während der Schwangerschaft in den Poren des Uterus zurückgehalten ist. Sie entstehen ex impuritate sanguinis matris. Dieses faule Blut mufs ausgähren. Daher ist der Vorgang um so günstiger, je zahlreicher die ausbrechenden Pocken sind, namentlich auch wenn sie blutig sind.

Das Kind bringt mit diesem Blute einen Pockenstoff mit auf die Welt. Wenn derselbe ausgestofsen ist, so ist das Individuum so wenig zu einer zweiten Eruption geeignet, als ein ausgegohrener Wein zum zweitenmale gährt. Nur wenn das faule Blut der Mutter nicht vollständig ausgestofsen worden war, kann eine zweite Eruption stattfinden, die also auch schon beobachtet worden ist.

Die Pocken entstehen aus dem dicken, die Masern aus dem flüssigen Theile des Blutes.

Die Pocken sind daher kaum eine Krankheit, sie sind ein nothwendiger, unabwendbarer, wohlthätiger Vorgang, den jeder Mensch durchmachen mufs und es ist die Aufgabe des Arztes, die Eruption der Pusteln möglichst zu begünstigen.

Da jeder Mensch diesen Pockenstoff mit auf die Welt bringt, so erklärt es sich nach Rhazes, dafs die Blattern vorzugsweise Kinderkrankheit sind, und dafs kaum ein Mensch ihnen entgeht, nullus evasit, sowie dafs die Zahl der Erkrankten mit den Jahren abnimmt. Nur solche können frei bleiben, welche gerade nach dem Ablauf einer Menstrualzeit gezeugt worden sind.

Aus dieser Bemerkung über die Allgemeinheit der Pockenerkrankung ergiebt sich, wie grofs die Zahl der Pockenkranken schon zur Zeit von Rhazes und wohl überhaupt, seitdem sie in Europa aufgetreten sind, war, sowie, da man nicht annehmen kann, dafs die Sterblichkeit bei ihnen je geringer war als später, wie grofs der Menschenverlust durch diese Volksseuche allein gewesen und wie furchtbar die europäische Menschheit seit 1600 Jahren durch sie in ihrer Entwicklung zurückgehalten worden ist. Auf solche unzweifelhafte geschichtliche Thatsachen mufs man sehen, wenn man den verbrecherischen Wahnsinn eitler Menschen im rechten Lichte erkennen will, welche mit allen Künsten der Dialektik, gezwungener Zusammenstellung unpassender Facta, falscher Berechnungen, gefälschter statistischer Angaben, einen Zustand zurückführen möchten, den wir endlich zum Heile der Menschheit fast überwunden haben.

Die Pocken gelten Rhazes für gefährlicher als die Masern, est majoris timoris quam morbilli. Der Tod erfolgt am häufigsten durch Mitaffection der Respirationsorgane und des Schlundes, durch Erstickung. Die häufigen Erblindungen im Gefolge der Blattern werden von Rhazes ausdrücklich hervorgehoben.

Die Contagiosität der Pocken wurde von den Arabern erst nach Rhazes durch Abenzoar und Avicenna, fast gleichzeitig mit Rhazes (Variolae et morbilli sunt de summa aegritudinum adventitium et contagiositatis, Avicenna IV, f. II) anerkannt. Die Entstehung der Blattern aus einem angeborenen Blatternstoff wurde deshalb nicht aufgegeben und das Contagium nur als das Ferment betrachtet, durch welches die Gährung des angeborenen Blatternstoffes eingeleitet wird, dafs sie aber nicht die Krise des Menstrualblutes seien, wird u. a. erst von Fernelius ausgesprochen. Non sunt reliquia menstrui, sed habent causam epidemicam per totam aerem conspersam. Die Contagiosität galt bald als aufserordentlich intensiv. Die Arabisten schliefsen sich dieser Ansicht an; nach Constantinus Afer aus Carthago genügt es, dafs Jemand auf einem Steine gesessen, der einem Pockenkranken vorher zum Sitze gedient hatte, dafs er dieselbe Luft geathmet, um selbst zu erkranken.

Die Behandlung zeichnet sich, wie bei den Arabern überhaupt, durch eine minutiöse Diätetik aus.

Aerzte des 13. Jahrhunderts in Italien.

Bei den abendländischen Aerzten, welche in der Mitte des 13. Jahrhunderts in Mittelitalien anfingen die Stelle der Araber einzunehmen, finden sich nur sehr dürftige und zum Theile sehr zweifelhafte Notizen über die Pocken. Keiner derselben hat eine Andeutung gemacht, dafs er eine Blattern-Epidemie beobachtet und dafs ihm die aufserordentliche Tödlichkeit derselben aufgefallen sei. Und doch waren die Blattern schon seit mehr als zwei Jahrhunderten systematisch beschrieben, und die ältesten italiänischen Schriftsteller hatten ihre Kenntnisse hauptsächlich aus den Arabern, Avicenna, Hali Abbas, geschöpft. Dafs es nicht an Epidemien gefehlt hatte, lehrt unter anderen die Geschichte der Kreuzzüge vom 11. Jahrhundert ab. Mehrere Kreuzheere wurden durch Pocken- und Pest-Epidemien vernichtet. Wir wissen, dafs einige der spanischen Khalifen an den Pocken gestorben sind (Weil, Geschichte der Khalifen, Bd. 3), und es ist überhaupt nicht denkbar, dafs in einer so kriegerisch bewegten Zeit, wie sie seit dem ersten Kreuzzuge, 1100, bis zu den Mongolenzügen bestand, das Contagium, das einmal Wurzel gefafst hatte, sich nicht verbreitet haben sollte. Es ist aber, da die Pest gleichzeitig herrschte, nicht immer möglich zu entscheiden, welcher Seuche die grofsen Verluste zuzuschreiben sind.

Der älteste unter diesen Nachfolgern der Araber, von dem wir etwas Schriftliches noch besitzen, ist Constaninus

Afer*). Er hatte den gröſsten Theil seines Lebens auf Reisen in Afrika, Carthago, Cairo, Babylon, zugebracht und starb als Mönch im Kloster von Monte Cassino. In einem kurzen Abschnitte seines überhaupt sehr dürftigen Werkes schlieſst er sich der Ansicht der Araber an, daſs der Pockenstoff aus der Haut ausgähren müsse, das zeige schon das Brennen in der Haut, das durch ihn veranlaſst wird, an.

Das Wort Variolae findet sich bald darauf auch von Roland von Parma gebraucht, cyrurgia, de pustulis et variolis facies delendas. Es scheint mir aber sehr zweifelhaft, daſs mit ihm die Blattern bezeichnet werden sollen, vielmehr nur Finnen, Vari, wie sie auf das Gesicht beschränkt vorkommen und durch austrocknende Mittel geheilt werden (nach Galen).

Brunus von Longoburco war Arzt sarazenischer Herren in Sicilien gewesen, ehe er Professor in Bologna wurde. Es findet sich aber bei ihm sehr wenig, daſs er die Blattern, namentlich ihre epidemische Ausbreitung und mörderische Gefährlichkeit, gekannt habe. Er gebraucht das arabische Wort Bothor, welches von Avicenna eingeführt ist und von welchem man die Ausdrücke Pocken und Bouton, deren Etymologie sonst unbekannt ist, etwas gezwungen ableitet. Brunus gebraucht dasselbe, aber nicht für eine fieberhafte, epidemische, allgemeine Krankheit, sondern für ein locales Exanthem im Gesichte,

de Bothor albe quae apparent super naso et super poma maxillae.

Quandoque apparent super naso et super poma maxillae Bothor alba ad modum punctorum lactis et cura eorum est ebulus albus etc. in summa omne in quo est exsiccativum et resolutivum — —. Si in facie

*) C. Afer, de omnium morborum cognitione et curatione. — De Variolis. Basileae 1536.

fecere pustule sicce cum pue, Rp. alumen etc. ad pustulas faciei rubras etc. postea combure mures et fac pulverem et misce cum oleo et ungue etc.

Sowohl die Beschränkung der Bothor alba auf das Gesicht, als die Mittel, welche empfohlen werden, beweisen, dafs mit diesem Ausdrucke, der gewöhnlich als Blattern übersetzt wird, diese hier nicht gemeint sein können, und dafs dieses Wort überhaupt nicht unbedingt überall als Pocken übersetzt werden darf.

Die übrigen italiänischen Aerzte des 13. Jahrhunderts, Theodorich, Wilhelm von Salicet, Roger, Bertapaglia, enthalten nichts über die Blattern.

Von besonderer Wichtigkeit für die Beurtheilung der Kenntnisse über die Blattern sind Lanfranchi und namentlich Guido de Cauliaco in seiner cyrurgia magna, im Jahre 1360 verfafst, da diese mehrere Jahrhunderte hindurch das Lehrbuch war, nach welchem an der Sorbonne und der Chirurgenschule von St. Cosme gelehrt werden mufste. Guido bezeugt in der Vorrede zu seinem Buche, dafs er vorwiegend ein Schüler der Araber, Avicenna und Hali Abbas, war. Da die Pocken schon seit mehreren Jahrhunderten in der Provence, wo er als Kämmerer des Papstes Urban lebte und zu Montpellier wohnte, bekannt waren, so mufs es auffallen, dafs er den Pocken nur so wenig Aufmerksamkeit schenkte, doch wohl nur deshalb, weil er sie kaum als eine Krankheit, vielmehr gleich den morbillis als einen natürlichen, unabwendbaren Entwicklungszustand betrachtete. Die ganz kurze Notiz findet sich bei Guido Tractatus, v. I, Doctrina I, de infectionibus cutis, und lautet :

de Variolis et morbillis et desecdationibus et planta noctis quae sunt bothores parvi in membro plurimi sudoris.

Et de essere quae sunt noctationes in carne cum

pruritu venientes quando homo est supra calefactus et sudando scaepit se, supersedeo quaestam . . .

Magis enim est physicum quam cyrurgicum et magis ex scientia apostematum potest haberi eorum cura. Quantum autem ad vestigia infra dicti de cicatricibus in facie.

Diese Stelle lautet freilich ganz anders als der angebliche Auszug, den v. Becker giebt. Es geht aber aus derselben die geringe Bedeutung, welche Guido, 1303, den Pocken und Masern beilegt, hervor, indem er sie mit dem Schweifsfriesel zusammenstellt, und wenn er sich nicht näher mit ihnen beschäftigt, so geschieht es, weil er sie mehr als Aufgabe der inneren Medicin als der Chirurgie betrachtet. Es ist mir jedoch kein gleichzeitiger medicinischer Schriftsteller bekannt, der sie behandelt hätte. Man mufs deshalb auf die Araber zurückgehen.

Da es im 13. und 14. Jahrhundert als nicht gestattet galt, von den Lehren Galens und den Vorschriften der Araber abzuweichen, so gleichen sich auch in Bezug auf die Lehre von den Blattern die Abhandlungen der zahlreichen Arabisten aus dieser Zeit nach Form und Inhalt so vollständig, als ob sie direct von einander copirt hätten, so dafs es genügt einige von ihnen, bei denen eine eigene Auffassung vorkommt, hervorzuheben. Sie finden sich bei Gruner*) sehr vollständig aufgeführt. Bei Bernardus Cordonius (de pustulis et variolis quae dicuntur graece exanthemata), findet sich die Ansicht, dafs die Blattern aus dem Blute, die Masern aus der Galle entstehen.

Ex depravatione humorum, variolae magis ex sanguine, morbilli ex cholera.

Generantur ex sanguine menstruo retento in porositatibus membrorum foetus, et natura fortificat et mundificat

*) Gruner, fragmenta medicorum arabistarum. Variolarum antiquitas ab Arabis sola repetenta. Jenae 1771. Thesaurus diss. T. I.

corpus infantis, pueris aut adolescentibus, rarissime in senectude, et ille modus evacuandi *communis est omnibus.*

Et si aliquis esset generatus in tempore menstruorum et ille modus est valde malus quia tales sic generati *raro effugiunt lepram* aut aliquam terribilem aegritudinem.

Diese Ansicht über die kritische depurative Bedeutung wird weiter ausgeführt, der Nutzen erläutert, wenn recht viele Pocken hervortreten, die Gefahr des Zurücktretens, der Versetzung auf die Lungen, der Athemnoth u. s. w.

Ganz dieselbe Ansicht, auch dafs die Lepra drohe, wenn die Morbilli und Variolae nicht zum Vorschein kommen, findet sich bei Gadesden, rosa anglica, bei Gentilis de Fulcineo (Foligno, de febribus tract. IV, Michael. Scotus, de procreatione et physiologia hominis), Guielmus Varignana (de Variolarum et morbillorum cura). Bei allen wird eine besondere Sorgfalt für Erhaltung der Augen empfohlen. Bei Gadesden findet sich das populäre Mittel, die Pockenkranken in rothe Tücher einzuschlagen und das Zimmer roth zu verhängen, als eine ernstliche ärztliche Vorschrift :

> deinde capiatur scarletum rubrum et involvatur variolosus totaliter vel in panno alio rubro sicut ego feci de nobilissimo filio angliae quando patiebatur istos morbos et feci omnia circa lectum esse rubra, et est bona cura*).

Gentilis rühmt den Alkohol zu diesem Zwecke und Entleerung der Pusteln mit einer goldenen Nadel. Bei Valescus de Taranta, schlechte Luft und verdorbene Speisen machen das Blut gähren (ebullitio), wodurch Pocken und Masern entstehen. Joannes de Coreoregio, de febrib. de variol. et morbillis. Pocken und Masern gehen der Pest voraus,

---

*) Wie lange dieser Aberglauben sich erhalten hat, zeigt folgende Notiz : Fouquet, traitement de la petite vérole des enfans. Amsterdam et Montpellier 1772. Je me souvens d'avoir vu de mon enfance à

eine später oft wiederholte Erfahrung und ein Beweis von dem gleichzeitigen Bestehen der beiden grofsen Volksseuchen : in eis (Variolis) alba virulentia gignitur ex sanguine menstruali ex quo nutritur foetus in utero materno. Ebenso Menechus Faventinus (de omni genere febrium), Blasius Astarius Papiensis (decura febrium), Joannes Salicetus, Melchior Selbicius.

Gruner, de Variolis et morbillis fragmenta medicorum arabistarum, einzelne Dissertationen, Jena, auch gesammelt. Junctim edidit notulis et glossario instruxit Chr. G. Gruner. Jenae 1790, 4.

Freind, history of physik T. 2, de purgationibus in variolis confluentibus; history of the small pox.

Mead, de Variolis et morbillis.

La Motte, traité de chirurg. complette, T. 3.

Verbreitung der Pocken. Gröfse des Verlustes.

Gegenwärtig sind die Pocken über den ganzen Erdball verbreitet und haben auch diejenigen transoceanischen Gebiete, in welchen sie, ehe dieselben von den Europäern

Montpellier, que l'on vétissait les petits vérolès de drap écarlate et que l'on les ténait dans des lits fermés des ridaux de la même étoffe a peu prés comme il est rapporté qu'on le pratique en Japon. On couchait superstitieusement sous le lit des crapauds vivants à quils on croyait la vertu à tirer à soi et absorber tout le venin de la maladie comme on faissait coucher du temps de Rivière un mouton ou un agneau avec le jeune malade d'après la même croyance sans compter le soin qu'on avait de tenir la chambres des malades presque toujours férmes hermétiquement et d'en echauffer encore par des rechauds on brulait contenuellement des parfums des prises de thériaque et d'extrait de génièvre. Les bouillons de viande, ceux des chairs des vipères, et d'autres rémèdes ou breuvages incendiaires dont le jeune patient étact farcé jour et nuit et pisque tout encore les vielles femmes qui s'en mélaient.

betreten wurden, unbekannt waren, nicht mehr verschont. Nur wenige begränzte Punkte, welche entweder ganz aus dem Verkehr liegen, in welchen die Bevölkerung sehr dünn gesät ist, oder die sich wegen ihrer insularen Beschaffenheit durch Quarantäne zu schützen vermochten, sind verschont geblieben, oder nur sehr vorübergehend berührt worden.

Die Verbreitung der Blattern ist jedoch nicht sehr rasch erfolgt, nicht so rasch, als man aus der Intensität ihres Contagiums, der allgemeinen Empfänglichkeit für dasselbe, sein Haften an den mannigfaltigsten Trägern erwarten sollte. Die neueren Erfahrungen über die Schnelligkeit, mit welcher die Wirksamkeit des Contagiums erlischt, abstirbt, erklären wohl diese Langsamkeit, mit der sich das Contagium und nur etappenweise verbreitete. Sie hat bis in die neueste Zeit fortgedauert, indem sie erst in den jüngsten Jahren da sich eingenistet haben, wo jetzt erst der Europäer festen Fufs gefafst hat, wie auf den oceanischen Inseln, Fidschi u. s. w.

Eine vollständige, zuverlässige Chronik der Pockenepidemien, welche während der 1600 Jahre, dafs sie in Europa eingeführt sind, aufgetreten sind, und der enormen Menschenverluste, die sie verursacht haben, läfst sich natürlich, auch nur von einem einzelnen Lande nicht geben. Aus älterer Zeit hat man nur die Erinnerung der schweren Epidemien erhalten, welche wahrhafte Catastrophen verursachten, die minderen, und die Fortdauer der Krankheit zwischen den einzelnen Epidemien hat keinen Geschichtsschreiber gefunden. Man spricht häufig von grofsem Sterben, von der Vernichtung eines Heeres durch eine Epidemie, da aber die Symptome der Krankheit nicht näher angegeben werden, so bleibt es häufig zweifelhaft, welcher Krankheit die Seuche angehörte, der Pest, den Pocken, dem Typhus oder welcher sonst.

Unstreitig haben die Pocken unter anderen seuchenhaften Krankheiten während der schweren ununterbrochenen Kriegszeiten des Mittelalters ihre zahlreichen Opfer gefordert. Man spricht aber kaum von ihnen. So mufs es auffallen, dafs sie während des 30 jährigen Kriegs nicht genannt werden, theils weil sie vorzugsweise das jugendliche nichts kriegstüchtige Alter aufsuchten, theils aber weil man sie als natürliche, unvermeidliche Zufälle betrachtete, gegen welche es keine Abhülfe gab. So erscheint das Bild ihrer Verwüstungen weit geringer als es wirklich war.

Auch wie grofs die Verluste durch die Pocken waren, wo diese bestimmt bezeichnet sind, ist vor 1660, wo man nach der grofsen Pest in London zuerst anfing genaue Geburts- und Sterberegister mit Bezeichnung der Todesursachen zu führen, selten mit Genauigkeit anzugeben. Man kann aber aus der Gegenwart einen Rückschlufs auf die Vergangenheit bilden, gegen dessen Gültigkeit sich nichts wesentliches wird einwenden lassen. Von der Zeit an, dafs die Pocken systematisch von gelehrten Aerzten beschrieben worden sind, von Rhazes an, wissen wir, dafs so gut wie Niemand der Ansteckung durch sie entging. Hierin stimmen alle Araber und Arabisten überein. Es hat sicherlich damals wie jetzt auch leichte Epidemien gegeben; es liegt aber kein Grund vor anzunehmen, dafs diese früher häufiger gewesen seien als gegenwärtig; im Gegentheil lassen die Unbekanntschaft mit einer zweckmäfsigen Heilmethode und aller Präventivmafsregeln, sowie die Zusammendrängung der Bewohner in eng gebauten Städten, die beständigen Kriege mit Sicherheit voraussetzen, dafs die schweren Epidemien besonders häufig waren. In der That ist vielfach von solchen die Rede, von confluirenden und schwarzen blutigen Pocken, bei welchen fast Niemand, der von ihnen ergriffen war, mit dem Leben davon kam. Sehen wir aber von solchen ungünstigen Verhältnissen ab, so wird schon in alter Zeit, wie gegenwärtig, von einjährigen Kindern ein starkes Dritttheil, von allen Geborenen bis zum fünften Jahre die Hälfte, von allen Gestorbenen $^1/_6$ bis $^1/_{10}$ und mehr den Pocken zum Opfer gefallen sein. Man kann sich hiernach ein Bild von den enormen Verlüsten machen, welche seit 1600 Jahren einer Krankheit erlegen sind, welche wir jetzt zu einer vermeidbaren gemacht haben, und welche in Staaten, in welchen das Sanitätswesen vernünftig und sorgfältig verwaltet wird, kaum noch eine nennenswerthe Ziffer zu dem Todtenregister liefert.

Den Personen, welche diese geschichtliche, unzweifelhafte Thatsache unbeachtet lassen, und sich ein trauriges Geschäft daraus machen die unendliche Wohlthat, die der schwergeprüften Menschheit durch die Vaccination zu Theil geworden, abzuleugnen und sie durch alle Künste der Dialektik zu verdecken, und die Vorurtheile eines unwissenden und abergläubigen oder blasirten Publikums zu unterhalten, wird es nicht schwer werden, die vollkommene Richtigkeit der Verluste aus einzelnen Pockenepidemien zu bemäkeln; es wird ihnen aber nicht möglich sein, die Richtigkeit im Grofsen und Ganzen in Abrede zu stellen und, wenn man die Zustände, wie sie jetzt im deutschen Reiche bestehen, mit denen vor 100 Jahren vergleicht, die frühere Behauptung festzuhalten, dafs durch die Inoculation und Vaccination die Häufigkeit und Tödlichkeit der Pockenkrankheit nicht allein nicht vermindert, dafs sie im Gegentheil gesteigert worden sei.

Von dem 14. Jahrhundert ab werden bestimmte Nachrichten von gelehrten Aerzten über die Pocken häufiger. Sie bilden aber zunächst nur kurze Capitel in den nach dem Vorbilde der Araber abgefafsten allgemeinen Handbüchern. Von dem 15. und 16. Jahrhundert aber an besitzen wir mehr oder weniger werthvolle, selbstständige Arbeiten, Monographien über diese Krankheit. Von dem 16. Jahrhundert ab geht eine ununterbrochene Reihe von

Epidemien, welche in Mitteleuropa sich in ununterbrochener Folge an einander reihten. Die Pocken sind hier niemals, wo sie einmal aufgetreten waren, vollständig wieder verschwunden, die Geschichte ihrer schweren Epidemien wird vielmehr von Jahrhundert zu Jahrhundert immer reicher. Sei es, dafs man ihnen mehr Aufmerksamkeit geschenkt und eine reichere Literatur Gelegenheit genommen hat, sich ihrer Beschreibung häufiger zuzuwenden, wahrscheinlich aber, weil mit der Zunahme der Epidemien auch die Keime des Contagiums mehr und mehr überall hin zerstreut wurden und der stetig wachsende Völkerverkehr die Verschleppung derselben mehr und mehr begünstigt hat.

Da man auch in der Neuzeit so wenig verstanden hat, die ausgebrochenen Pocken wirksam zu behandeln, so kann man sich eine Vorstellung machen, wohin man gekommen, wenn es nicht gelungen wäre, die Krankheit in ungefährliche Bahnen zu lenken, denn die Menschenblattern machen wir vor wie nach durch, nur in abgeschwächter Form.

Wie von allen contagiösen Krankheiten, so haben Kriegs- und Völkerzüge mächtig zur Verbreitung der Pocken und deren Bösartigkeit beigetragen. Die Völkerwanderung, während welcher nicht nur Heere, vielmehr ganze Völker mit Weib und Kind, sich eine neue Heimath erkämpften, die Hunnen- und Avarenzüge, die Kreuzzüge, die Türkenkriege, haben sicherlich ihren grofsen Antheil an der Verbreitung dieser Krankheit gehabt. Wir besitzen aber wenig mehr als dürftige vereinzelte Notizen. v. Becker citirt aus der Chronik des jüngeren Ekkehard, dafs man zur Zeit der Hunnenkriege zu St. Gallen verstanden habe, aus dem Geruche des Blutes den Ausbruch der Pocken vorauszusagen.

Odoardo cruore variolarum die ei praedixit futurum.
Sed pustulae die dicta ei procumpentes cum eum restringere Kaminaldus poterat,

sowie dafs der Graf Jocelin pockennarbig gewesen sei.

Zu jenen Ursachen einer grofsartigen Verbreitung kam nach der Entdeckung von Amerika ein neues, vorher völlig unbekanntes Moment, die Negersclaverei. Die Pocken waren und sind jetzt noch in allen Theilen von Afrika, an der Nordküste, in Aegypten (Pruner) und Algerien, Sierra-Leona und Senegambien, an der Südspitze, dem Cap, sowie in Centralafrika, in den Neger-Congoländern sehr verbreitet; sie waren neben der Ruhr und dem Gelbfieber die allein herrschende Seuche und bestehen überall von Alters her. Nach der Südspitze zu den Hottentotten, Kaffern und Betchuanen wurden sie vielleicht durch die Holländer gebracht. Hottentotten kannten früh die Inoculation. In dem übrigen Afrika ist ihr Alter aus Mangel geschriebener Geschichte unbekannt. Die schwarze Race ist sehr empfänglich für dieselben. Seitdem die Urbevölkerung hauptsächlich durch die Pocken in den amerikanischen Colonien vernichtet war, und nach dem unseligen Vorschlage von Las Casas die Neger als Arbeiter dort eingeführt wurden, hat die Landung eines jeden Sclavenschiffes fast regelmäfsig eine Epidemie verursacht. Auf diesem Wege sind die Pocken nach Mexico, Brasilien, Guyana u. s. w. gebracht worden.

Wie nun die Pockenseuche die Kreise ihrer Verbreitung immer weiter zog und die Zahl der Epidemien immer gröfser wurde, sich eine an die andere anreihte, war endlich die Jenner'sche Entdeckung bestimmt, diesem stets wachsenden Jammer eine Grenze zu setzen. Dafs sie dieses bisher noch nicht so vollständig gethan hat, als es möglich gewesen wäre, daran ist weniger der Mangel der Methode, als der Unverstand der Menschen schuld, welche ihre Augen vor den unleugenbarsten Lehren der Geschichte schliefsen, die etwas verlangen was unmöglich ist zu erlangen, eine völlige Beseitigung der Empfänglichkeit, da die Menschen doch immer wieder mit derselben geboren werden, wonach es also nicht hierauf, sondern auf Vermeidung und Abschliefsung der Ansteckungsheerde ankommt.

Die Heere der Kreuzfahrer gingen zum grofsen Theile mehr durch Lagerseuchen als durch die Waffen der Sarazenen zu Grunde. Das Heer von Peter von Amiens und Walter ohne Habe verbreitete pestartige Krankheiten von Lotharingen nach dem Rheine, Trier und Köln, bis es gezwungen wurde weiter zu ziehen. Es ging durch Hunger, Elend und Pest gröfstentheils zu Grunde, ehe es Palästina erreichte. Im Jahre 1167 starben im Heere von Friederich Barbarossa viele Edle und ein grofser Theil der Krieger an einer pestartigen Krankheit. (Do kam urbaring die Pestilenz in das kaiserliche Heer und starb das ganze Heer ab. Aventinus 1138.) Als die Kreuzfahrer in Antiochien ausgehungert, durch Krankheit und Niederlagen erschöpft, aber durch das Auffinden der heiligen Lanze fanatisirt, den Belagerern in einem wüthenden Ausfalle eine furchtbare Niederlage beibrachten und das Lager derselben eroberten, wurden sie von der Pest befallen*). Welcher Krankheit dieselbe angehörte, ist nicht mehr bestimmbar und es ist nicht gerechtfertigt mit v. Becker zu unterstellen, dafs es die Pocken gewesen seien. Da die Kreuzfahrer wohl zum grofsen Theile in ihrer Jugend die Krankheit durchgemacht hatten, werden wenige von ihnen noch Empfänglichkeit besessen haben. Da die Beulenpest vom 11. bis zum 13. Jahrhundert sehr allgemein verbreitet war, so ist es wahrscheinlicher, dafs dieser die Vernichtung der Kreuzheere zuzuschreiben ist, oder auch dem ignis sacer, da

*) **Mead**, de Variolis et morbillis p. 8. — **Rhazes** ed. **Mead**, de Variolis.

an einigen Stellen gesagt wird, daſs Hände und Füſse abgefallen seien.

Italien, Spanien und wahrscheinlich auch Byzanz und Pannonien sind die Ausgangspunkte, von welchen die Blattern sich über Europa verbreitet haben.

Ihre erste Einschleppung in *Italien* aus Mesopotamien und die Schwächung der Bevölkerung, welche aus dieser, freilich auch aus vielen anderen Ursachen, dem Andrange der Barbaren nicht mehr zu widerstehen vermochte, ist früher schon angegeben worden. Sie sind seitdem aus Italien nicht mehr verschwunden. Die ältesten Monographien über die Blattern in Italien möchten die von Manardus und Donatus*) sein; sie beschreiben die groſse Epidemie von 1568. Von 1546 bis 1586 hatten sich sechs schwere Epidemien über Italien, Frankreich und Holland verbreitet (Mead, de V. et M.). Aus dem 16. Jahrhundert sind besonders Ingrassias, Canon lib. IV, 1564, Venetiis, Guido Guidi (Vidus Vidius), ars universalis, 1596, hervorzuheben.

In *Spanien* waren sie um das Jahr 900 bis 1000 eine unter den Arabern längst bekannte Krankheit. Sie mögen sie aus Nordafrika mitgebracht, oder auch aus der Provence mit den Zügen der Gothen und Longobarden empfangen haben. Ischaac und Rhazes beschreiben sie als eine längst bekannte Krankheit**).

Nach *Frankreich* wurden die Blattern bald nach ihrer Einschleppung nach Europa gebracht und hatten sich zur Zeit von Gregor von Tours schon bis zur Loire und Paris verbreitet. Sie sind bis zum gegenwärtigen Augenblicke eine stehende epidemische Krankheit geblieben, welche dem

---

*) Manardus, Epist. lib. III, 1568. — Donatus, Marcellus, Mantovanus, de Variolis et Morbillis. Tractatus a nullo antea editus. Mantovae 1569.

**) Rhazes, ed. Mead.

Lande ganz unzählige Menschenleben gekostet hat. Nur zur Zeit der napoleonischen Herrschaft waren sie so weit zurückgedrängt, dafs in vielen Departements keine, in anderen nur noch ganz wenig Pocken vorkamen. Der Fall Napoleon hat die alten Zustände wieder entstehen lassen. Schon im 12. Jahrhundert waren sie nach Gordonius eine in Frankreich allgemeine Krankheit.

In der Mitte des 15. Jahrhunderts, als die Blattern auch in der Lombardei und Holland heftig grassirten, waren sie auch in Paris und ganz Frankreich aufgetreten.

> à Paris, 1445, depuis le mois d'Aout jusqu'à la St. André la petite Vérole fit mourir plus de 6000 petits enfans et même bien des femmes sans compter les hommes.

Sauval, antiquités de Paris. Im Jahre 1577 schreibt Ballonius, als auch die Epidemie in Oberitalien sehr heftig war :

„Seit keines Menschen Gedenken ist eine solche Niederlage in Frankreich gesehen worden, welche der gleich gekommen wäre, welche die Pocken in diesem Jahre angerichtet haben. Alle die, welche erkrankten starben auch, ohne dafs die ärztliche Kunst etwas hätte ausrichten können".

Aehnlich schreibt Helvetius. In Paris wütheten die Pocken 1719 auf das heftigste. Welche Behandlung auch angewendet wurde, so konnte doch fast kein Erkrankter gerettet werden. 1723 war die Pockensterblichkeit in Paris gröfser als während der Pest in Marseille. Vom Juni bis zum November waren 13,350 Menschen in Paris an den Pocken gestorben. Chirac, der Leibarzt des Regenten, wollte von 120 Erkrankten nur 10 verloren haben, also 1 zu 12. Er sollte seine Methode bekannt machen. Seine Behauptung erwies sich aber, wie auch sein Auftreten in Marseille während der Pest, als Schwindel.

In Montpellier starben 1746 binnen drei Monaten 1791 Personen.

In nördlichen Gebieten waren die Pocken im vorigen Jahrhundert nicht minder tödlich als in südlichen.

In *Dänemark* galten sie als eine der gefährlichsten Krankheiten. Reverdin (Briefe) sah in Kopenhagen in einer Epidemie je den vierten Kranken sterben. Sie waren hier zuerst im Jahre 1527 erschienen (Wendt, Etteretninge om. Bornekoppen. — Mansa.

Im Jahre 1755 wurden allein in Kopenhagen 1117 Personen ein Raub der Pocken. Nach Lange starben innerhalb 10 Jahren von 1760 bis 1771 mehr als 3317 Menschen an den Pocken. Nach der Zahl der gleichzeitig Geborenen hat ungefähr der vierzehnte sein Leben durch die Pocken verloren. Die Epidemie von 1769 bis 70 war die schlimmste; in ihr erlagen 1230 Personen den Pocken.

Nach *Sibirien* *) kamen die Pocken im Jahre 1630, und verbreiteten sich mit grofser Schnelligkeit und Bösartigkeit unter den nomadisirenden Völkern von Nordasien, den Tungusen, Worägern, Ostjaken, Jakuten, Samojeden. Nach Kamtschatka**), das noch im Anfange des Jahrhunderts blatternfrei war, wurden sie 1767 eingeschleppt.

In *Schweden* werden die Pocken zuerst 1578 erwähnt. Dann herschten sie, nach Murray***), in dem Jahre 1744 und 1751, zu Encöping 1753, in Finnland 1754, in Stockholm 1755, 1756 und 1761 so bösartig, dafs der dritte und vierte Kranke starb, und in ganz Schweden starben nach einer Berechnung jährlich wenigstens 9000 Menschen an den Pocken. In der historia insitionis variolarum berechnet er den Verlust innerhalb zehn Jahren auf 91,100 Personen.

---

*) Richter, medic. Geschichte von Rufsland. Sammlung medicinischer Geschichten, V, 71.

**) Pallas Reise, III, 25.

***) Murray, Fata variolarum insitionis in Suecia.

Nach *Island* kamen die Pocken 1707 und tödeten in wenigen Monaten 2000 Personen.

Nach *Grönland* wurden die Blattern 1735 durch ein dänisches Schiff gebracht. Drei Viertheile der Bewohner starben in kurzer Zeit.

In *Norwegen* tödeten die Pocken 1749 fast die ganze Jugend, 578 Personen, nachdem sie seit 17 Jahren daselbst nicht erschienen waren. (Erich Pantopidan, Versuch einer natürlichen Geschichte Norwegens).

Auf den *oceanischen, polynesischen* und *melanesischen Inseln* sind die Pocken noch fast unbekannt. Die lange Seereise hat ihre Verschleppung noch nicht gestattet. Auf die Sandwichsinsel, *Honolulu,* sind sie 1855 wahrscheinlich von San Francisco her verschleppt worden.

Nach *England* sind die Blattern sehr frühzeitig gekommen; sie werden schon am Ende des 12. Jahrhunderts von einigen englischen Arabisten genannt, von Michael Scotus und besonders von Joanes Gaddesden in seiner Rosa anglica. Der letztere bemerkt, gleich anderen Arabisten, daſs ihnen Niemand entgehen könne, woraus auf die Gröſse der Verbreitung geschlossen werden kann. Im 13. Jahrhundert waren sie in England ganz allgemein verbreitet. In der Chronik von Ralph Hollinsted*) von 1366 heiſst es : also man died on the small pox both man, women et children.

In England wurden nach der Pest von 1666 die ersten genauen Sterberegister mit Angabe der Geburten, der Sterbefälle und ihrer Ursachen aufgestellt; wir besitzen aus dieser Zeit das für die Lehre von den Pocken bahn-

*) **Hillary**, on the small pox p. 6 et seq. — **Friend**, history of physic.

brechende Werk von Sydenham*). 1670, 1674, 1675 waren schwere, von Sydenham beschriebene Pockenjahre; die gröfste Zahl der Erkrankten starb an confluirenden Pocken. Von den Ueberlebenden litten viele an Nachkrankheiten, Blindheit, Geschwüren an den Beinen, Geschwülsten u. s. w. Sydenham leitete zuerst die Gefahr von der Ueberzahl der confluirenden Pocken ab und brachte als der Erste ein kühlendes Verhalten, kühle Bäder, den Genufs reiner Luft zur Anwendung. Er betont die Hülflosigkeit der ärztlichen Kunst bei confluirenden und putriden Pocken, sowie dafs bei discreten nicht die Kunst des Arztes, sondern die geringe Zahl der Pocken die Hoffnung auf Erhaltung begründe. Im Jahre 1710 starben 3138 Personen in London an den Pocken, 1752 deren 3538, 1764 2359, 1783 2096. Als Durchschnittszahl wurden jährlich 2000 Pockentodte in London angenommen, denen etwa die zehnfache Zahl von Erkrankten entsprach. 1735 kamen von denen, welche schwarze Pocken bekamen, nach Huxham, kaum einer mit dem Leben davon. Ebenso tödliche Erfolge gaben die Epidemien von 1739, 1741 und 1742 in England.

Wenn die Pocken zum erstenmale in ein Land gebracht wurden, in welchem sie vorher unbekannt waren, so haben sie stets mit ganz besonderer Tödlichkeit gewüthet und zuweilen die Bevölkerung bis zur Vernichtung decimirt. Die Bewohner kleiner insularer Gebiete, welche der Seuche nicht auszuweichen vermögen, sowie wilde und halbwilde Stämme sind solchen vernichtenden Catastrophen am meisten ausgesetzt gewesen. Die Ursachen so schwerer Catastrophen sind nahe liegend. Das Contagium traf eine Bevölkerung, in welcher Niemand durch frühere Durchseuchung geschützt war, völlig unvorbereitet und

*) Th. Sydenham, de febre putrida in variolis confluentibus 1682. — Dissert. ad. cl. Cole, de observationibus nupris circa curationem variolorum confluentium (12) 1684.

unbekannt mit den Wirkungen des Giftes und seiner Verbreitungsweise, meistens Erwachsene, bei welchen die Gefahr bedeutender zu sein pflegt als bei Kindern, die schon einigermafsen in Jahren vorgerückt sind. Furcht und Verzweiflung haben die Bewohner wohl noch zu Mafsregeln getrieben, durch welche die Hülflosigkeit der Erkrankten noch gesteigert wurde. Auf diese Weise sind manche Völkerstämme ausgerottet oder auf wenige Individuen reducirt worden.

Auf *St. Kilda* (Macaulay) rafften die Blattern bei ihrem ersten Auftreten fast alle Bewohner weg. Es blieben nur 36 Kinder am Leben.

Nach den *Faroern* wurden die Pocken 1651 durch ein dänisches Schiff gebracht. Das mit Eiter befleckte Hemd eines Matrosen war zum Waschen gegeben worden. Die Sterblichkeit war so grofs, dafs die Ueberlebenden die Leichen nicht mehr bestatten konnten, so dafs dieselben auf den Strafsen verfaulten.

Nach *Kamtschatka* wurden die Pocken erst 1767 durch einen russischen Soldaten gebracht. Die Verwüstungen waren stärker als bei der Pest und man fürchtete, dafs Niemand übrig bleiben werde. Man rechnete, dafs in Kamtschatka und auf den Kurilen über 20,000 Menschen an den Pocken starben. Viele Dörfer waren völlig verlassen. Um die Bay von Avatschka lagen die Ruinen von acht früher stark bevölkerten Ostrogs jetzt völlig verlassen. Nur in St. Peter und Paul waren noch einige Kamtschakaner. In Paratunkan waren früher 300 Einwohner, jetzt fand Clerc nur noch 36. Auf seiner Durchreise nach Boltschorest sah Clerc acht verlassene Ostrogs.

Ganz besonders ergreifend ist das Auftreten der Pocken in *Amerika.*

Amerika wurde 1492 entdeckt und 25 Jahre später waren die Bewohner der Bahamainseln, Caraiben und der

Antillen, welche von den Spaniern zuerst erreicht worden waren, vernichtet. Von dem schönen, kräftigen Menschenschlage, der Caraiben, welcher Trinidad, die grofsen und kleinen Antillen, bewohnt hatte, existirt schon längst kein einziges Individuum mehr. Ihre Race ist nur noch in dünn gesäten Stämmen auf dem Festlande, in den weiten Wäldern am Orinoco und Amazonas erhalten.

1514 hatten die Spanier die Isola Espana (St. Domingo) occupirt. Sie zwangen die Bewohner nach Gold zu graben. 1517 brachen die Blattern, welche vorher unter ihnen unbekannt waren, bei ihnen aus. Die Weifsen blieben verschont, da sie schon in ihrem Vaterlande durchseucht waren. Der Schrecken, den die Krankheit erregte, war so grofs, dafs jeder Erkrankte von seinen Angehörigen verlassen und hülf- und nahrungslos in seine Hütte eingeschlossen wurde. So starb die Urbevölkerung in wenigen Jahren durch das Schwert der Spanier, den Hunger und namentlich durch die Pockenseuche völlig dahin. Das Gleiche geschah auf Cuba und allen Inseln des Archipels.

Nach *Mexico* wurden die Blattern durch einen Neger aus Cuba eingeschleppt, der mit dem Corps des Pamphilio Narvaez mit Pocken bedeckt gelandet war. Cortez hatte seine eingeborenen Bundestruppen mit Lanzen bewaffnet. Durch einen Lanzenstofs verlor Narvaez ein Auge, sein Corps aber ging gröfstentheils durch die Blattern zu Grunde. Die Seuche ging mit rasender Schnelligkeit auf die Eingeborenen über und tödtete in kurzer Zeit eine unglaubliche Menge derselben. Nach Toribio mehr als $3^1/_2$ Millionen, die Hälfte der Urbewohner. Wie grofs die Zahl derer war, welche der Seuche erlagen, läfst sich nicht genau bestimmen, doch kann angenommen werden, dafs der Verlust enorm war und dafs die Schilderungen

---

*) Petrus Martyreus de orbus norae Dec.

der Chronisten, welche das Heer begleitet hatten, nicht gerade zu märchenhaft übertrieben sind*). Die dichten Urwälder von Yucatan sind mit prachtvollen Ruinen grofser Städte eines schon hochgebildeten Volkes bedeckt, die Bewohner aber fehlen. Sie sind der Seuche erlegen. Weder der Flecktyphus noch die Pest sind von den Europäern in Amerika eingeschleppt worden. Die Seuche, welche diese gebracht haben und die das Land entvölkert hat, waren die Blattern. Wir haben dafür durch die 32 Eingeborenen, welche Columbus mit nach Burgos brachte, die Formen der Syphilis erhalten, welche sich in secundären und tertiären Symptomen ausbilden können. Primäre contagiöse Geschlechtskrankheiten, Tripper, gab es schon im Alterthum unter den Hebräern bei ihrem Auszuge durch die Wüste.

Nach dem Festlande der jetzigen *nordamerikanischen Freistaaten* sind die Pocken sehr viel später gebracht worden, weil diese anfangs weder von den Spaniern noch von Negersclaven berührt wurden und die ersten englischen Colonisten frei von dieser Seuche waren. Nach Virginien und Carolina wurden sie 1640 eingeschleppt. Die Einführung der Negersclaverei hat später wesentlich zu ihrer Verbreitung beigetragen. Eine jede Einführung afrikanischer Neger hat zu dem Ausbruche einer Epidemie Veranlassung gegeben. Von den Ansiedlern ist die Seuche auf den rothen Mann übergegangen. Die Stämme der Delawaren, Schoschones, Mohikans, Mandanen, welche die Gebiete östlich von den Aleghanie einnahmen, sind schnell durch den Branntwein und die Pocken vernichtet worden.

---

*) Chapman, Lectures on the more important erupt. fevers. Philadelphia 1844.

Wie sehr *Peru* bis zur Hochebene von den Pocken entvölkert worden ist, davon erhalten wir durch de la Condamine*) eine erschreckende Beschreibung. Die Krankheit war den Eingeborenen besonders gefährlich; fast alle, welche von ihr ergriffen wurden, starben, 1720 bis 1729, und das Land wurde von der Küste bis zu den Cordilleren völlig entvölkert. Der Urstamm erhielt sich nur auf den Hochebenen und in den Wäldern. Die Inoculation, welche de la Condamine in Para einführen wollte, fand anfangs Widerstand, trotz der schrecklichen Folgen der Seuche, welche man vor Augen hatte.

Auch auf der so gesunden Hochebene von *Quito* brachen die Pocken, 1710, auf furchtbare Weise aus. In Quito erlagen ihr über 60,000 Menschen.

Nach *Brasilien* wurden die Blattern 1650 durch Negersclaven eingeschleppt und seitdem hat fast jede Negereinfuhr eine neue Epidemie im Gefolge gehabt, bis in die neueste Zeit.

Um den Unterschied der Verbreitung der Pocken im vorigen Jahrhundert im Vergleiche zu dem gegenwärtigen nachzuweisen, ist mit Recht darauf hingewiesen worden, wie viele Glieder fürstlicher Familien vor der Einführung der Inoculation an den Pocken schwer erkrankt oder gestorben sind, während sie jetzt in diesen Kreisen völlig unbekannt geworden. Im vorigen Jahrhundert hatte schon die Inoculation der natürlichen Pocken in fürstlichen Familien sehr zugenommen, sie war vielfach mit dem besten Erfolge geübt worden und ist erst durch die Einführung der Vaccination auſser Gebrauch gekommen. Aus dem gegenwärtigen Jahrhundert wird man schwerlich ein Glied

---

*) de la Condamine, Journal d'un Voyage fait par l'ordre du Roi à l'Équator, Paris 1751.

irgend einer fürstlichen Familie nennen können, das an den Pocken erkrankt oder gar in Folge derselben gestorben ist, ohne daſs man sagen konnte, daſs ihre Gesundheit und ihre Lebensdauer deſshalb sich vermindert hätten. Unser Kaiser und sein Bruder gehörten zu den ersten Kindern, welche in Berlin vom Hofrath Bremer geimpft wurden und Gott hat ihnen ein langes Leben und glückliches Alter verliehen.

Innerhalb des 18. Jahrhunderts starben an den Pocken Wilhelm II. von Oranien; Kaiser Joseph; der Dauphin von Frankreich, Ludwig XV.; der Herzog von Burgund, seine Gemahlin und sein ältester Sohn; Prinz Joseph Ferdinand von Bayern; Kurfürst M. Emanuel von Bayern; die Königin Marie; die Princessin Stuart, Jacob's II. jüngste Tochter; der Kurfürst von Sachsen; die Infantin, Erzerzogin von Oestreich; die Kaiserin Josepha; der Infant von Neapel u. A. mehr.

Die Kaiserin Maria Theresia entging nur kaum und nur völlig entstellt der Pockenkrankheit, in welcher sie von van Swieten und de Haen behandelt worden war, und die Kaiserin Katharina erhielt sich unverletzt, nachdem sie, durch das Beispiel von Maria Theresia veranlaſst, sich und ihren Hof von Dimsdale hatte inoculiren lassen.

Steigerung der Pockensterblichkeit, sowie der Mortalität überhaupt vor Anfang des laufenden Jahrhunderts und der Einführung der Vaccination.

Um dem voranstehenden fragmentarischen Aufsatze einen Abschluſs zu geben, scheint es nöthig zu zeigen, bis zu welcher Höhe nach Zahl und Intensität die Blatternkrankheit bei uns, in Mitteleuropa, von ihrem Eindringen an bis zu Ende des vorigen Jahrhunderts, d. h. bis zur Einführung der Schutzpocken-Impfung, gestiegen war, durch welche dieser scheufslichen Geifsel zuerst ein wirksamer Damm entgegengesetzt wurde, da Quarantänen im Grofsen unausführbar sich erwiesen haben, die Variolation doch nur eine beschränkte Anwendung gefunden hatte, und da die durch sie erregte Krankheit flüchtig contagiös bleibt und also nur dazu beigetragen hat, die Blatternseuchen zu vermehren. (Lettsom.)

Eine kurze Hinweisung auf die Gröfse des Blatternelendes vor dem Ende des vorigen Jahrhunderts scheint aber hier als Schlufs um so nöthiger, als überall dem Volke mit der frechsten Stirne einzureden versucht wird, die Blatternnoth und Sterblichkeit am Ende des vorigen Jahrhunderts sei durchaus nicht so grofs gewesen, als der Eigennutz der Impfärzte behaupten wollte, und man eine solche baare und bewufste Unwahrheit durch das Herausgreifen einzelner günstiger Jahre aus einer langen Reihe ungünstiger, selbst vor ärztlichen Congressen (Reitz, Director des Kinderspitals zu Petersburg) zu beweisen gesucht hat.

Ohne Zweifel hat es in der Natur dieser Krankheit gelegen, dafs die Zahl und Häufigkeit ihrer Epidemien, sowie die Bösartigkeit derselben im Verlaufe der Jahre immer zunahm, denn dieselben hängen nicht sowohl von der Steigerung oder Abnahme der Empfänglichkeit als von der Vermehrung der Ansteckungsheerde und der Freiheit des Verkehrs mit denselben ab. Einzelne gutartige Epidemien und einzelne günstige Jahre hat es immer an einzelnen Orten gegeben, und wenn diese herausgegriffen und nach eigener Methode berechnet und gemodelt werden, so kann man wohl ein günstiges Facit herauskünsteln, zumal wenn man es mit der Richtigkeit der Factoren nicht allzugenau nimmt (Vogt). Im Allgemeinen aber war die Mortalität und die Pockensterblichkeit insbesondere gegen

Ende des Jahrhunderts im Steigen begriffen und hat ihre Bösartigkeit überall da behalten, wo das einzige brauchbare Schutzmittel, die Vaccination, nicht gewissenhaft gebraucht wird. Wo überall bis gegenwärtig dieses aber der Fall ist, da ist die Seuche, wie im deutschen Reiche, bisher in der Schweiz, bei der Armee in Deutschland, England, Schweden, so gut wie getilgt.

Das wird aber von den Impfgegnern in ihrer gewissenlosen Unbedachtsamkeit geleugnet und behauptet, die Mortalität und die Pockenmortalität insbesondere seien nach der Vaccination gröfser geworden, als sie vorher, vor der Einführung derselben, waren. Der Gegenbeweis ist oft geführt worden (Lotz aus Basel), so dafs wer hören will Material zur Genüge vorfindet und ich mich enthalten kann, vollständig auf die Sache einzugehen.

Der statistische Gegenbeweis der Gegner ist nur zu führen, wenn Thatsachen unberücksichtigt bleiben, welche nur mit Absichtlichkeit unberücksichtigt gelassen werden können.

Es ist vollkommen richtig, dafs während der letzten Epidemien von 1860 und 1870 bis zur Gegenwart die Pockensterblichkeit aufserordentlich grofs, vielleicht in einzelnen Jahren und an einzelnen Orten, wo die Revaccination versäumt und unvollkommen ausgeführt war, beträchtlicher war, als vor Einführung der ersten Vaccinationen. Die Impfgegner leiten hieraus den Schlufs ab, dafs die Impfung vor den Pocken nicht schütze, die Empfänglichkeit vielmehr steigere. Es müfsten hiernach, da früher Alle pockenkrank geworden sind, jetzt mehr als Alle erkranken. Die Sache liegt jedoch sehr einfach anders. Die Empfänglichkeit gegen die Pocken kann überhaupt nicht vollständig ausgetilgt werden, da sie bei jedem Neugeborenen wieder vorhanden ist und bei den meisten mit Kuhpocken geimpften Erwachsenen im Verlaufe einiger Jahre wieder erwacht. Die schützende Kraft der Schutzkrankheit ist um so kräftiger, je intensiver dieselbe war, bei denen also, welche die natürlichen Blattern durchgemacht hatten, gröfser, als bei denen, welchen die Variola inoculirt worden war, und bei diesen gröfser, als bei denen, welche mit Lymphe inoculirt worden sind, welche bei dem Durchgange durch eine andere Thierspecies vieles von ihrer Intensität und Bösartigkeit verloren hatte. Wer die natürlichen Pocken durchgemacht hatte, war der Regel nach (Abweichungen waren schon Jenner, Pearsen, Woodville und Odier bekannt, von ihnen nur unrichtig erklärt) für sein ganzes Leben geschützt. Die Pocken waren fast ausschliefslich eine Kinderkrankheit, da die meisten Kinder schon in den ersten Lebensjahren, bis zum fünften, erkrankten, geschützt genasen, oder starben und befielen nur sehr wenige Erwachsene. Das ist durch die Impfung jetzt wesentlich anders geworden. Es erkranken und sterben jetzt nur noch die noch ungeimpften Kinder der jüngsten Altersklassen, dagegen nun auch die Erwachsenen, bei welchen die Empfänglichkeit wieder erwacht ist. Die Pocken sind aus einer Kinderkrankheit eine Krankheit der Erwachsenen geworden. Ehe man die Vaccination kannte, erkrankte, da jeder Mensch Disposition besafs, und die Gelegenheit zur Ansteckung allgemein verbreitet war, vor 1800, nur die jedesmalige Altersklasse und bis zum fünften Lebensjahre gab es wenige mehr, welche die Pocken nicht durchgemacht hatten. Man fragte damals eine Mutter ebenso, hat dein Kind schon gepockt, als man jetzt fragt, hat es schon gezahnt. Ein Dritttheil bis zur Hälfte der neugeborenen Kinder, $^1/_{10}$ aller Verstorbenen, erlag den Pocken. Wer davon kam war fast absolut sicher für sein ganzes Leben. Etwa alle drei Jahre, wenn sich wieder ein gröfseres empfängliches Menschenmaterial angesammelt hatte, gab es eine gröfsere Epidemie; in der Zwischenzeit dauerte die Krankheit aber in geminderter Zahl überall fort. Für jedes Jahr oder für je drei bis fünf Jahre gab es also *nur eine* Jahresrate der Erkrankten und die entsprechende Zahl der Todten, die einer oder wenigen Jahresraten entsprach. Wenn aber jetzt die Pockenseuche in ein Land eindringt, in welchem man seit vielen Jahren die erste und namentlich die zweite Vaccination versäumt oder, in unvorsichtige Sicherheit eingewiegt, nachlässig ausgeführt hat, so erkrankt nicht bloſs eine Jahresrate, so können namentlich, wenn ungewöhnliche Ereignisse, Krieg, die Ansteckungsheerde vermehren und Absonderung unmöglich machen, viele Raten Erwachsener neben den noch ungeimpften Kindern, zugleich erkranken, und die Zahl der Erkrankten und der Sterbenden kann viel beträchtlicher werden als es vorher vor Einführung der Vaccination war. Die Seuche kann dann Dimensionen annehmen, wie in Ländern, welche vorher noch völlig pockenfrei waren, in welchen dieselbe zum erstenmale auftritt und die ganze Bevölkerung empfänglich findet, wie in Grönland, Island, Kilda, nach der Entdeckung von Amerika in Mexico, St. Domingo, den Caraiben, unter den nordamerikanischen Stämmen u. s. w. Da aber in Europa doch immerhin einige Personen geschützt sind, so wird die Seuche nicht leicht so mörderisch werden als vor 1800, wo auf den Dörfern leicht die Hälfte der erkrankten Kinder starb.

Daraus folgt aber für vernünftig denkende Menschen nicht, daſs die Vaccination die Disposition für die Variola vermehre, die Sterblichkeit steigere, sondern daſs man nicht allein vacciniren, sondern anch ganz allgemein und rechtzeitig revacciniren soll. Daſs ein Mensch nach der zweiten Vaccination erkrankt wäre, ist fast ohne Beispiel.

Wie richtig dieser Satz ist, können wir hier in Mainz belegen. Vaccination und Revaccination waren vor 1871 sehr unvollkommen ausgeführt. Sie sind jetzt sowohl bei der Garnison als im Civile mit der gröſsten Sorgfalt geübt und controllirt. Im Jahr 1870 und 1871 erkrankten sehr viele Civilisten und Soldaten aus den alten, nicht revaccinirten Landwehrstämmen, noch mehr Franzosen. Von der Linie erkrankte kein Mann, trotzdem dafs sie bei den Bürgern einquartirt werden mufste. Seit 1872 aber ist von der 8000 Mann starken Garnison mit einem jährlichen Ersatz von 1500 bis 2000 Mann und der 60,000 Seelen starken Civilbevölkerung Niemand, gar Niemand an den Pocken erkrankt, trotzdem, dafs wir dieselben bei einem lebhaften Verkehre mit Frankreich und Holland so nahe haben. Dabei hat sich die allgemeine Sterblichkeit von etwa 30 per Mille auf 22 pro Mille vermindert; sie ist also nicht durch die Vaccination gestiegen.

So liegen die einfachen Thatsachen also jetzt hier und überall, wo die Vaccination und Revaccination ausgeführt werden.

Beständen hier in Mainz die Sterblichkeitsverhältnisse noch, wie vor Einführung der Schutzpocken-Impfung, so müfsten, aufserhalb der Epidemiejahre, etwa $^1/_8$ bis $^1/_{10}$ der Sterbefälle aus allen Todesursachen auf die Pocken, namentlich der kleinen Kinder, und etwa 10 mal so viel Erkrankungen fallen. Es sterben hier jährlich rund 2200 Personen, wir hätten also, auch wenn das Sterblichkeitsverhältnifs durch die Pocken nicht gröfser wäre als gegenwärtig, 220 Pockensterbfälle und 2200 Pockenerkrankungen zu erwarten. Nun aber ist seit zehn Jahren, also unter 22,000 Sterbfällen, nicht ein einziges Individuum, weder in der Stadt noch bei der Garnison, an den Pocken erkrankt; es sind also seit zehn Jahren 2200 Menschenleben erspart worden. Aehnlich verhält es sich im ganzen deutschen Reiche seit Einführung des Reichs-Impfgesetzes.

Fiat applicatio.

Betrachten wir nun diesen Zuständen der Gegenwart gegenüber das Mortalitätsverhalten und das Pockenelend, wie es in der zweiten Hälfte des vorigen Jahrhunderts bestanden hatte.

Von Seiten der Impfgegner wird immer und immer wieder der Versuch gemacht, die Ansicht zu verbreiten, dafs die Schutzpockenimpfung ihren Zweck, die Geimpften vor Krankheit und Tod zu bewahren, nicht erfüllt habe, dafs vielmehr seit Einführung derselben sowohl die Zahl der Pockenerkrankungen, als auch die mörderischen Eigenschaften derselben gestiegen seien. Neue Krankheiten und krankhafte Dispositionen seien an die Stelle der Variola getreten. Die allgemeine Mortalität im Verhältnifs zu der Zahl der Geborenen sei jetzt gröfser als im vorigen Jahrhundert, vor Einführung der Vaccination. Insbesondere sei die Kindersterblichkeit jetzt beträchtlicher als früher. Die Pockensterblichkeit sei vor der Schutzpocken-Impfung überhaupt, selbst in gröfseren Districten, nicht nennenswerth bedeutend gewesen. (Reitz.)

Um den Schein für solche und ähnliche Behauptungen festzuhalten, ist die Statistik in einer Weise gemifsbraucht worden, dafs sie allen Werth verloren hat und nicht Mangel an Rechenkunst und Unfähigkeit, die Factoren richtig zusammenzustellen, sondern, so unangenehm es zu sagen ist, unzweifelhafter Mangel an wissenschaftlicher Gewissenhaftigkeit und Treue müssen die Erklärung für solche handgreifliche Fehler geben. Solche falsche und gehässige Darstellungen, von Aerzten ausgehend, welche mit blendender Zuversichtlichkeit den Anschein grofser Genauigkeit und wissenschaftlicher Bearbeitung annehmen, haben nicht verfehlen können, auf den Theil des Publikums, welcher unfähig ist die Thatsachen zu prüfen, und welcher in seiner Aversion gar nicht belehrt sein will, Eindruck zu machen und ihm als Basis seiner Gegnerschaft zu dienen. Um die Wahrheit herzustellen und die gekünstelten Zusammenstellungen und falschen Berechnungen ihres Scheins zu entkleiden, ist es nothwendig, auf die einfachsten Thatsachen zurückzugehen und am besten die Materialien aus räumlich beschränkten Kreisen, die leicht übersehen werden können, und aus amtlichen Berichten zu entnehmen. Es ist wünschenswerth, in der einfachsten Weise darzustellen, wie grofs das Pockenelend sowie die allgemeine Sterblichkeit vor 1800 bis 1810, vor Einführung der Vaccination waren, und wie sie im Verlaufe des gegenwärtigen Jahrhunderts geworden sind, *ehemals und jetzt* einander gegenüberzustellen.

Mortalitätsverhältnifs vor 1800 im Allgemeinen.

Wenn in den nachfolgenden Zeilen die Mortalitätszahlen den Nativitätsziffern, wie sie vor 1800 vorzugsweise in Deutschland bestanden, vergleichend einander gegenüber gestellt werden und nachgewiesen wird, dafs die allgemeine Sterblichkeit im vorigen Jahrhundert nicht allein nicht geringer war als gegenwärtig, dafs im Gegentheile an sehr vielen Orten, in den gröfseren Städten, die Zahl der Verstorbenen die der Neugeborenen anhaltend weit überwogen hat, während gegenwärtig unsere Population durch den Ueberschufs der Geburten über die Sterbfälle so rasch zunimmt, so soll damit durchaus nicht gesagt werden, dafs diese Ersparnifs an Menschenleben allein der Verminderung der Pockensterblichkeit zuzuschreiben sei. Es soll nur die grobe Unwahrheit widerlegt werden, dafs die allgemeine Sterblichkeit gegenwärtig im Vergleiche zu der Zeit vor Einführung der Vaccination überhaupt gestiegen sei und dafs diese die Schuld an einer solchen angeblichen Verschlimmerung trage.

Es versteht sich dabei von selbst, dafs die Ersparung an Menschenleben, nachdem die gefährlichsten Seuchen, Flecktyphus, Ruhr, Pocken, Pest, beseitigt sind, jetzt anderen Todesursachen zum Opfer fällt, da die Menschen vor diesen bewahrt, aber doch nicht unsterblich gemacht worden sind. Alle die, welche dem Tode aus jenen

Ursachen entronnen sind, fallen einer anderen zu und natürlich vorzugsweise denen, welche überhaupt viele Opfer fordern, Kinder Verdauungsstörungen, Erwachsene Lungenkrankheiten. Die Zahl derselben kann also seit Einführung der Vaccination gestiegen sein, aber nur weil durch diese viel mehr Menschen am Leben erhalten wurden.

Solche grofse Veränderungen in dem Leben eines Volkes lassen sich überhaupt nicht aus einem Punkte erklären; sie sind der complicirtesten Art und ihre Lösung gehört zu den schwierigsten Problemen. Das vorige Jahrhundert war bis in die ersten Decennien des gegenwärtigen mit fast ununterbrochenen Kriegen erfüllt und hat all' die Noth, Entbehrung, das Elend zu tragen gehabt, welche stets mit verheerenden, entvölkernden, langdauernden Kriegen verbunden sind. Im Gefolge der Kriege waren Lagerkrankheiten, welche auch auf die Civilbevölkerung übergingen, stehende und mörderische Krankheiten geworden. Aufser den Pocken, welche in steigender Heftigkeit gewüthet haben, die Ruhr, der Flecktyphus und das Faulfieber, wie man vor 1814 den enterischen Typhus nannte. Die Zahl, welche namentlich auch den beiden erst genannten Epidemien zum Opfer fiel, war enorm und die Behandlung anders und weniger lebensrettend als gegenwärtig. Die allgemeine Noth, die Unsicherheit der Verhältnisse, die Schwierigkeit des Erwerbs und die häufigen Hungerjahre verminderten die Eheschliefsungen und Kinderzeugung. Nur sehr langsam hat sich unser Volk von diesen Schlägen, von all' dieser Noth zu erholen vermocht und daran gehen können, mit der dauernden Ruhe, dem steigenden Wohlstande, der gehobenen Intelligenz, nicht mehr blofs an das Nächste, Nothwendigste, sondern auch an die Verbesserung und Verschönerung der Lebensverhältnisse zu denken. Die Nachwirkungen der früheren Nothzeit haben daher auch bis weit in dieses Jahrhundert hinein fortgedauert und nur langsam hat sich die Steigerung unserer Population über die Mortalitätsziffer gehoben. Die Sorge für Verbesserung der allgemeinen Sanitätszustände ist zu einer der wichtigsten Staatsaufgaben geworden und hat nicht verfehlt die wohlthätigsten Früchte zu bringen. Verheerende Epidemien, die Typhen, die Ruhr, sind bei uns fast zur Sage geworden, und die mörderischste und scheufslichste unter allen, die Blattern, könnten getilgt sein, wenn der Mensch Ernst machen wollte und nicht immer wieder zwei Sprünge zurückthäte, wenn er drei vorwärts gethan hat.

Es soll also durchaus nicht behauptet werden, dafs die Verminderung der Sterblichkeit, namentlich während der ersten Lebensjahre, durch die verminderte Pockensterblichkeit auch nur in den Ländern gedeckt werde, in welchen Vaccination und Revaccination allgemein geübt und mit Sorgfalt controllirt werden. Sie sind nur unter den vielen Factoren der Verbesserung der Sanitätspflege ein, aber einer der bedeutendsten Factoren.

Es ist hinreichend bekannt und unbestritten, dafs gegenwärtig die Bevölkerung von Deutschland in zunehmender Steigerung begriffen ist und dafs die Nativitätsziffer die Mortalität überall beträchtlich überwiegt. Die Veröffentlichungen des statistischen Bureaux und zahlreiche regelmäfsige Mittheilungen politischer Zeitschriften geben dafür hinreichende Belege. In dem Zwischenraume von 1875 bis 1880 ist die Bevölkerung des deutschen Reiches, trotz zahlreicher Auswanderungen, um 2½ Millionen gestiegen und in einzelnen Städten überwiegt die Zahl der Geburten die der Sterbfälle um ein Drittel bis zur Hälfte. Dieser Steigerung der Population entsprechend ist die Sterblichkeitsziffer, in den Städten namentlich, von Jahr zu Jahr gesunken und die durchschnittliche Lebensdauer hat zugenommen.

Dieses günstige Verhältnifs hat sich jedoch erst seit dem zweiten Jahrzehnt dieses Jahrhunderts bemerklich gemacht, von der Zeit also ab, von welcher die Vaccination in vollem Gange war und nur noch wenige ungeimpfte Personen übrig geblieben, die Revaccinationen aber noch nicht eingeführt war. Hätte die Vaccination also den nachtheiligen Einflufs auf die Population im Ganzen geübt, wie behauptet wird, so hätte derselbe sich von da ab am meisten müssen geltend machen.

Nach Dr. Helwig*) haben sich die Geburts- und Sterblichkeitszahlen in der Stadt Mainz seit 1800 wie folgt gestaltet:

Geburts- und Sterbeliste aus Mainz von 1800 bis 1834 nach Helwig.

Jahreszahl.	Bevölkerung.	Geboren.	Gestorben.
1800	21218	809	1423
1801		844	1027
1802	22326	1045	853
1803		960	945
1804	21589	921	901
1805		1049	944
1806	23505	1180	2356
1807		1107	2144
1808		1045	1244
1809	24514	1061	1354
1810		1883	1013
1811		1105	917
1812		1288	1367
1813		1299	4854
1814	23202	1018	4727
1815		1286	821
1816	25561	1114	900
1817		1042	862
1818		965	793
1819	25390	1105	853
1820		1037	877
1821		1093	954

*) Dr. Helwig, Beiträge zu Mortalität-Statistik der Stadt Mainz. 1875. — Küpferberg, Florian, Beiträge zur Beurtheilung der Gesundheitszustände einer Stadt. Mainzer Verhältnisse. 1877.

Jahreszahl.	Bevölkerung.	Geboren.	Gestorben.
1822	26800	1098	1067
1823		988	834
1824		1098	854
1825	28809	1007	919
1826		1027	882
1827		974	947
1828	28439	1007	1023
1829		1018	969
1830		1114	978
1831		1171	1139
1832		1182	1038
1833		1285	1148
1834	31535	1825	1258

Die Sterblichkeit in Mainz hat also während der ersten 15 Jahre der voranstehenden Liste die Zahl der Geburten neunmal überwogen und in den übrigen sechs Jahren war sie nur um ein Unbedeutendes geringer. Die Bevölkerung hat demnach, auch trotz des wiedererlangten Friedens, nur sehr langsam und nur durch Zuzug von Aufsen zugenommen. Bemerkenswerth ist der plötzliche Abfall der Zahl der Sterbfälle von 1815 ab, trotzdem dafs die Bevölkerung um 25 Procent zugenommen hatte. Die relative Sterblichkelt hat zwischen 1826 bis 1834, nach Dael, sich nicht vermindert und hat zwischen 28 und 36 p. M. geschwankt. Kupferberg nimmt die mittlere Mortalität auf 29 pro Mille an. Sie ist erst in der neueren Zeit in Folge vielfacher hygienischer Verbesserung in der Stadt, Canalisation, Wasserversorgung, weiter gesunken und steht nun auf 22 pro Mille. Die Jahre 1812 bis 1814 waren Kriegsjahre, in welchen Ruhr und Flecktyphus furchtbar gewüthet haben.

Die nachfolgenden Geburts- und Sterbelisten sind zum Theile den Werken von Süfsmilch und Junker, die aus den Kirchenbüchern geschöpft haben, entnommen. Sie nehmen nur Beziehung auf die christliche Bevölkerung, von den Juden aber werden weder die Geborenen noch die Verstorbenen berechnet; das Verhältnifs bleibt also ungestört. Auch sind die Neugeborenen nicht eingeschlossen, welche vor der Taufe gestorben sind, durch welche also die Todtenliste nur noch vermehrt werden würde.

Aus Halle giebt Junker*) für das vorige Jahrhundert aus den Neujahrszetteln folgende Mortalitätsliste, ohne die Garnison:

Jahreszahl.	Geboren.	Gestorben.	Todt geb.	
1776	297	376	12	Halle allein.
1777	364	358	23	„ „
1778	376	403	21	„ „
1779	387	458	23	„ „
1780	377	375	32	„ „
1781	177	168	23	„ „
1782	369	382	23	„ „
1783	374	522	24	„ „
1784	373	494	22	„ „
1785	344	552	25	„ „
1786	338	408	22	„ „
1787	332	453	20	„ „
1788	375	441	30	„ „
1789	338	391	19	„ „
1790	374	423	24	„ „
1791	382	623	20	„ „
1792	737	679	19	Halle und Vorstädte.
1793	614	686		„ „ „
1794	532	676	25	„ „ „
1795	610	792		„ „ „

Im Jahre 1751 wurden in Halle geboren 413, sind gestorben 1135
„ „ 1752 „ „ „ „ 512, „ „ 652
„ „ 1753 „ „ „ „ 444, „ „ 721
„ „ 1754 „ „ „ „ 449, „ „ 625
„ „ 1755 „ „ „ „ 408, „ „ 644

In einer mittelgrofsen Stadt, welche im vorigen Jahrhundert nicht viel über 20,000 Einwohner zählte, wurden

*) Junker, Archiv für Aerzte und Seelsorger über die Pockennoth. III. Stück, pag. 22.

also, vor Einführung der Vaccination, ein halbes Jahrhundert hindurch, jedes Jahr fast ohne Ausnahme, ansehnlich weniger geboren als gestorben sind. (Junker, nach Acten des Raths in Halle.)

Geburts- und Sterblichkeitsliste aus Wien, nach Ferro*).

Jahreszahl.	Geboren.	Todt geb.	Gestorben.	Pocken.
1787	11827	474	12729	1367
1788	9376	455	12668	250
1789	9819	457	15261	356
1790	10209	389	16157	1469
1791	10572	490	13097	149
1792	11005	495	13017	33
1793	11212	517	13657	503
1794	11212	550	15051	2510
1795	10861	482	12603	102
1796	10984	334	14482	1093

Die nachfolgenden Geburts- und Sterbelisten sind aus Süſsmilch**) entnommen.

Geburts- und Sterblichkeitsliste aus Wien von 1720 bis 1752, nach Berichten der Stadthalterei.

Jahr.	Geboren.	Gestorben.
1720-24	21625	29243
1725-29	25447	22557
1730-34	25692	35458
1735-39	29060	32859
1740-44	22300	49700
1745-52	40259	40123

Sterblichkeitsliste aus dem Erzherzogthum Oestreich unter Ens vom Jahre 1797.

	Geboren.	Gestorben.	Tod an Blattern.
Unter-Wienerwald	7051	7192	422
Ober-Wienerwald	6704	6269	72
Unter-Mannhardsberg	9080	7671	116
Ober-Mannhardsberg	7370	5636	60
Stadt Wien	10736	16389	585

*) Ferro, bei Junker Bd. II, S. 206.

**) Süſsmilch, die göttliche Ordnung in der Veränderung des menschlichen Geschlechts.

Die Sterblichkeit in den Städten überwiegt überall seit länger als einem Jahrhundert, nimmt aber auch auf dem Lande nur langsam zu oder geht selbst zurück.

In Frankfurt a. M., Durchschnitt von 1752 bis 1760.

Jahreszahl.	Geboren.	Gestorben.
1752-55	2897	3372
1758-60	879	1646
	Aus Nürnberg.	
1740-47	1023	1396
	Aus München.	
1758-60	797	916
	Aus Braunschweig.	
1757	884	1649
1758	936	1974

Geburts- und Sterbeliste aus Berlin, nach Süfsmilch.

Jahreszahl.	Getauft.	Gestorben.
1712-16	11673	11291
1717-21	11879	13052
1722-26	13897	13640
1727-31	14873	14901
1732-36	17570	17579
1737-41	16184	16779
1742-46	16827	15154
1747-51	18372	16779
1752-56	22198	20465
1757-59	10371	14962

Mittelzahlen der Geburten, Todesfälle in Danzig *).

1695	2200	2311
1705	2257	1790
1715	2066	1683
1725	1961	1594
1735	1934	2534
1745	1762	1725

Danzig war häufig von der Pest heimgesucht, welche aus Polen eingeschleppt wurde. Die letzte Epidemie war 1709. Die Pestkranken sind nicht mitgezählt.

---

*) Hanoeva, Seltenheiten der Natur und Oeconomie.

Geburts- und Sterbeliste von Augsburg.

Jahreszahl.	Geboren.	Gestorben.
1700	963	920
1710	921	847
1720	934	936
1730	951	1075
1740	1041	1220
1750	1007	1328
	Von Breslau.	
1705	592	496
1710	690	608
1715	758	702
1720	753	849
1725	678	965
1735	658	889
1740	638	1051
1745	702	963
1750	598	1225
1755	634	812

Geburts- und Sterboliste aus Dresden von 1620 an.

1620	505	400
1630	595	417
1643	578	433
1653	537	
1673	647	516
1683	696	587
1693	783	784
1703	979	1024
1713	1042	1082
1717	1068	1105
1725	1135	1234
1752	1335	1446

Die Pest war zu Dresden zum erstenmale 1620, zum letztenmale 1680 erschienen. Die Pesttodten sind nicht mitgezählt. Bemerkenswerth ist also das Ueberwiegen der Sterbefälle über die Geborenen nach der Pestzeit. Aehnlich verhielt es sich in Leipzig.

Geburts- und Sterbeliste aus Leipzig von 1700 bis 1755.

Jahreszahl.	Geboren.	Gestorben.
1700	698	750
1710	772	752
1720	816	955
1730	866	1066
1740	882	1089
1750	801	1192
Geburts- und Sterbeliste aus Dänemark*).		
1743-47	114989	94300
1748-54	135320	115427
1755-56	26295	26895
Aus Kopenhagen.		
1719-24	10246	9214
1725-30	14192	16630
1731-36	14269	14358
1737-42	15343	18561
1743-50	21907	25041
1751-54	10658	10774
1755-58	7729	11379
Aus Paris.		
1748-52	75421	72893
1753-58	72013	81797

Nicht ohne Absicht habe ich die Zahl der Geburts- und Mortalitätstabellen zahlreich zusammengestellt, um dem Vorwurfe zu entgehen nur einige wenige und besonders ungünstige Jahre herausgegriffen zu haben. Sie könnte sehr leicht noch ansehnlich vermehrt werden.

Der Rückgang der Bevölkerung hat allerdings seit dem 17. Jahrhundert nicht überall gleichmäfsig stattgefunden. Er hat vorzugsweise die gröfseren Städte betroffen. In den kleineren Städten und auf dem platten Lande machte sich theils ein Stillstand, ein Hin- und Herschwanken zwischen Zu- und Abnahme, theils eine langsame Zunahme bemerklich. Der 30jährige Krieg hatte Raum für viele

*) Eutropii Philadelphi öconomische Balance von 1753—56.

geschafft, der sich wieder ausfüllte. Die Schrecken der Beulenpest waren vorüber und doch nahm das Mifsverhältnifs zwischen der Gröfse der Sterblichkeit und der Geburten zu. Die Listen ergeben, dafs gegen Ende des 18. Jahrhunderts die Mortalitätsziffer fast überall die Nativitätszahl und an vielen Orten um ein sehr bedeutendes übertraf. Ruhr und Fleckfieber übten bis zum Jahre 1814 ihre Herrschaft. Der Ausfall aber, den sie veranlafsten, genügt bei weitem nicht, um das steigende Ueberwiegen der Sterblichkeit zu erklären. Wir sehen nun aber aus den nachfolgenden Tabellen über die Pockensterblichkeit, welchen grofsen Antheil die Blattern an der zunehmenden Gröfse des Menschenverlustes hatten.

Von dem Ende des 30jährigen Krieges an waren die Regierungen sehr bemüht die grofsen Lücken, welche derselbe gerissen hatte, nach allen Richtungen wieder auszufüllen. Berichte über Epidemien und Epizootien wurden überall gefordert und, wo es damals, wo der Aerzte noch wenige waren, daran fehlte, von regierungswegen Aerzte in die inficirten Orte geschickt. Die Acten der kurfürstlichen Regierung und die Decanatsbücher der Mainzer Universität enthalten zahlreiche Belege für die Sorgfalt, mit welcher die Regierung Ruhr und Typhusepidemie überwachen und behandeln liefs. Man müfste sich aber wundern, in Bezug auf die Blattern keine Spur einer gleichen Thätigkeit zu finden, nicht einmal die Variolation fand in Mainz Eingang, wenn man nicht wüfste, dafs man an der Möglichkeit die Pocken überhaupt curiren zu können verzweifelte und sie als einen naturnothwendigen Vorgang betrachtete. (Vergleiche auch Gutachten des Prager medicinischen Doctorencollegiums, Prager V. J.-Sch. 1857.)

Gröfse der Pockensterblichkeit vor Einführung der Vaccination.

Aus der voranstehenden Auseinandersetzung ergiebt sich, wie sehr die Bevölkerung von Deutschland, welche um das Jahr 1400 vielleicht am gröfsten war, sich im 17. und 18. Jahrhundert im Rückgang begriffen befand, und wie sehr an vielen Orten des Südens und Nordens unseres Vaterlandes die Sterblichkeit die Geburten überwogen hat. Nach dem 15. Jahrhundert waren alle Städte, welche wir jetzt besitzen, mit ganz wenigen Ausnahmen, schon gegründet, und wenn einige derselben, fürstliche Residenzen, Handels- und Industrieorte ihre Bevölkerung sehr vermehrt haben, so sind andere dafür zurückgegangen, und der Dörfer und Weiler giebt es jetzt nur noch viel weniger als vor dem 30jährigen Kriege. Die Erinnerung von vielen derselben lebt nur noch in den Namen von Feldgemarkungen fort. Die Auswanderung, welche selbst der Ausdruck einer Uebervölkerung ist, war vor 1800 noch kaum entwickelt. Somit fällt also der Stillstand und der Rückschritt der Bevölkerung auf das Ueberwiegen der Todesursachen über die Bedingungen des Lebens und die Gröfse der Zeugung, neben der Kriegsnoth, welche selten von nachhaltigen Folgen ist, deren Verluste, wenn der Krieg selbst rasch vorüber geht, bald ersetzt werden, auf die ununterbrochenen verheerenden Volksseuchen, am meisten auf die Pockennoth. Keine Volksseuche, selbst die Pest nicht, hat die Bevölkerung so weit zurückgeworfen wie diese. Nur die Pocken haben ununterbrochen fortbestanden, alle übrigen sind nur periodenweise aufgetreten. Das gegenwärtige Geschlecht, in fast ununterbrochenem Frieden aufgewachsen und relativ frei von verheerenden Epidemien, hat Krieg und Pockennoth fast vergessen, und glaubt in unbegreiflichem Leichtsinne, wenn nicht in sträflicher Selbsttäuschung, Zuständen wieder die Thore öffnen zu dürfen, wie sie vor 1800 bestanden haben. Man mufs es daran erinnern, wie grofs die Pockennoth war, um ihm kenntlich zu machen, was unbesonnene Agitatoren ihm einreden wollen.

Wir wissen mit aller Sicherheit, dafs vor 1800 so gut wie Niemand den Pocken entging (nullus evasit), dafs von den Pockenkranken, fast ausschliefslich kleinen Kindern, aufser den Jahren schwerer Epidemien, $^1/_3$ vor Ablauf des ersten Lebensjahres und bis zu dem fünften Jahre die Hälfte aller Geborenen wieder an den Pocken gestorben, viele verkrüppelt, erblindet waren, dafs die Pocken die zweit gröfste Ziffer in der Sterblichkeitstabelle lieferten, unmittelbar nach den Lungenkrankheiten und in den häufigen Epidemiejahren die bei weitem gröfste, dafs, in gewöhnlichen Jahren, ihnen $^1/_8$ bis $^1/_{12}$ der Todten aus allen Todesursachen zum Opfer fiel, vorzugsweise Kinder, welche der bürgerlichen Gesellschaft noch nicht hatten von Nutzen sein können und selbst noch keinen Genufs vom Leben gehabt hatten, sowie dafs etwa 10 mal so viel erkrankten, als starben.

Wie ist das jetzt seit Einführung der Vaccination anders geworden!

Wer jetzt durch die dicht bevölkerten Theile einer volkreichen Stadt geht, dessen Herz mufs sich erheben, wenn er die grofse Schaar munterer Kinder sieht, welche an schönen Abenden die Strafsen beleben. Würde man ein gleiches Herz erfreuendes Schauspiel haben, wenn jetzt noch, wie vor dem Jahre 1800, ein starkes Dritttheil aller Geborenen vor Ablauf des ersten, die Hälfte vor dem fünften Jahre wieder an den Pocken weggestorben wäre?

Es ist schwer zu sagen wie viele Menschen Europa vor 1800 jährlich an den Pocken verlor, die mit ihrer Arbeitskraft ihm hätten erhalten werden können. Bestimmungen, welche sich auf so weite Gebiete beziehen, können nur auf vagen Schätzungen beruhen, da die Pockensterblichkeit niemals gleichzeitig an allen Orten gleich grofs war. Sie sind aber auch völlig überflüssig, da die zahlreichen, vollkommen zuverlässigen Localangaben ein durchaus genügendes Bild von dem ehemaligen Pockenelende und dem enormen Verluste von Menschenleben und Arbeitskraft geben. So lege ich keinen Werth auf die oft wiederholte Angabe, dafs in Europa jährlich $^1/_2$ Million Menschen an den Pocken gestorben sei. Ein völlig genügendes Bild von der Gröfse des Pockenelendes kurz vor Einführung der Vaccination findet sich aber bei Junker*). Junker, Professor der Medicin in Halle, hatte sich in glühendem Eifer, zunächst erst um die Gröfse des Pockenelendes festzustellen, an alle seine Collegen und die Regierungen gewendet, um officielle Notizen über die Gröfse des Pockenelendes und die Pockensterblichkeit zu erhalten. Sie sind ihm aus den Jahren 1794 bis 1796 aus dem ganzen Norden und Osten von Deutschland zugeflossen; die Zahl der Pockenkranken und Pockentodten ward ihm von Dorf für Dorf aus den Kirchenbüchern, den Kreis- und Stadthaltereiberichten mit gröfster Genauigkeit angegeben. Aus dem Süden und Westen von Deutschland, dem gröfsten Theile von Bayern, Tyrol, Baden, Württemberg, Hessen-Darmstadt, den geistlichen Kurfürstenthümern, Hannover, Westphalen fehlen sie, der damaligen Kriegswirren wegen. In jenem nördlichen und östlichen Theile von Deutschland aber starben in jedem der drei Jahre, 1795 61,862, 1796 65,220 und sicherlich mehr Menschen an den Pocken, da man nicht zweifeln darf, dafs die Anmeldungen nicht von allen Orten vollständig sind. In Preufsen mit Ansbach und Bayreuth starben 1796 an Pocken 20,646 Personen. Die Zahl der Erkrankten wird hiernach wenigstens eine Million jährlich betragen haben. Wenn man also die zweite Hälfte hinzurechnet, so hat Deutschland in jedem dieser drei Jahre 180,000

*) Junker, Archiv für Aerzte und Seelsorger wider die Pockennoth. 7. Stück, Bd. II.

Menschen an den Pocken verloren. Gegenwärtig stirbt nicht der tausendste Theil aus derselben Ursache. Nach dieser sicheren Berechnung der Pockensterblichkeit aus einem so kleinen Theile von Europa, läfst sich mit aller Sicherheit schliefsen, dafs die Annahme von $^{1}/_{2}$ Million Pockentodter im Jahr in ganz Europa gewifs weit unter einer richtigen Schätzung geblieben ist; doch ist auch jene Zahl schon erschrecklich. Diese mehr allgemeine Schätzung wird durch zahlreiche mehr localisirte Berichte, Geburts- und Sterblichkeitstabellen aus den verschiedensten Ländern unterstützt. Die älteren Berichte unter denselben verzeichnen nur die Pockensterblichkeit im Verhältnifs zu der Zahl der Geborenen und der aus anderen Ursachen Verstorbenen, die jüngeren auch das Verhältnifs der Pockensterblichkeit vor und nach Einführung der Vaccination und des plötzlichen Abfalls nach derselben.

Für die Bevölkerungsverhältnisse von Deutschland, besonders von Norddeutschland, besitzt das Werk von Süfsmilch*) ganz besonderen Werth. Es erschien in vierter Auflage 1775. Süfsmilch war Consistorialrath und Mitglied der Academie in Berlin. Ihm stand das Material der Regierung und der Kirchenbücher zu Gebote. Sein vortreffliches Werk ist das Vorbild aller späteren Arbeiten über Populationsstatistik. Da Süfsmilch die Vaccination noch nicht kennen konnte, so war er ein eifriger Anhänger der Variolation, welche gerade in Deutschland sich zu verbreiten anfing. Wie würde der treffliche, für das Wohl der Menschen eifrig besorgte Mann sich ausgesprochen haben, wenn er die Vaccination schon gekannt hätte. In einer Tabelle giebt er die Gröfse der

*) Süfsmilch, die göttliche Ordnung in den Veränderungen des menschlichen Geschlechtes, aus der Geburt, dem Tode und der Fortpflanzung desselben, erwiesen von Joh. P. Süfsmilch, Oberconsistorialrath, Probst in Cöln und Mitglied der Academie, 1775.

Sterblichkeit nach den einzelnen Krankheiten, deren Ursachen*), geordnet. Ich gebe dieselbe.

Süfsmilch, die göttliche Ordnung in der Veränderung des menschlichen Geschlechts.

Tabelle I. *Sterblichkeit in Berlin vom Jahre 1746.*

		im 1. Jahr.	2.	3.	4.	6.	7.	8.	9.	10.
Todt geboren	142	—	—	—	—	—	—	—	—	—
Convuls. Epilepsie	381	—	—	—	—	—	—	—	—	—
An dem Zahnen	218	—	—	—	—	—	—	—	—	—
Pocken	186	19	22	23	25	13	21	15	18	9
Hectic	620	—	—	—	—	—	—	—	—	—
Dysenterie	82	—	—	—	—	—	—	—	—	—
Schlagflufs	72	—	—	—	—	—	—	—	—	—
Hitzige Fieber	272	—	—	—	—	—	—	—	—	—
Altersschwäche	64	—	—	—	—	—	—	—	—	—
Total	3434									

Tabelle I giebt die Sterblichkeit aus dem Jahre 1746, einem für die Pocken sehr günstigen Jahre. Weniger günstige Verhältnisse zeigt die Tabelle Nr. II von Möhsen ebenfalls aus Berlin und einen Zeitraum von 12 Jahren umfassend. Die Pockensterblichkeit stellt sich hier auf 8,5 Procent.

Tabelle II. **Möhsen**, *Sterblichkeit in Berlin von 1758 bis 1770.*

	1754-63	1764-69	1770-74	Summa in 17 Jahren.	Verhältnifs zu 1000 Todten.
Todt geboren	974	1318	1098	3390	4,7
Jammer	4064	4363	2834	11161	137,5
Zahnen	1617	1617	1983	5480	67,5
Pocken	2276	1868	2561	6705	82,6
Brustkrankheit	4575	3299	3696	11570	142,6
Hitzige Fieber	2095	655	2069	4823	59,4
Auszehrung	2716	2622	3809	9147	112,7
Schlagflufs	2011	1762	2000	5773	70,6
Wochenbett	241	321	334	796	9,8
Masern	75	77	69	221	4,5

Die Todesursachen, welche nur geringe Zahlen ergaben, sind unberücksichtigt geblieben.

Gesammtzahl der Todten 81,133. Pockensterblichkeit 1 : 12,5.

*) Bei dieser und allen nachfolgenden Mortalitätstabellen sind nur

Diese Tabellen geben einen richtigen Mafsstab, dessen zutreffende Genauigkeit und Richtigkeit niemals angezweifelt worden ist, über die absolute Gröfse der Pockensterblichkeit vor 1770 und deren Verhältnifs zu der Sterblichkeit aus anderen Todesursachen in Berlin. In dem ganzen verwichenen Jahrhundert, namentlich in der zweiten Hälfte desselben, haben sich zwar Pockenepidemien an Epidemien gereiht, das genannte Jahr aber zeichnete sich nicht gerade durch eine sehr schwere Epidemie aus. Unter den Krankheitsnamen dieser Tabellen befinden sich mehrere, welche verschiedene Formen einschliefsen, Sammelnamen, deren Gröfse nur defshalb, weil sie eine Anzahl von Krankheitsformen umfassen, die der Pockensterblichkeit übertrifft, die aber genauer in mehrere Rubriken zerspalten werden müfsten, wie Wassersucht, Convulsionen, Zahnen u. s. w. Die Rubrik „hitzige Fieber" schliefst die übrigen acuten Exantheme, Typhen, Pyämien ein, die Rubrik Lungenkrankheit Schwindsucht, Phthisen und Pneumonien.

Wenn man diese Ungenauigkeit berücksichtigt, so stellt sich als Resultat heraus, dafs die Pockensterblichkeit die zweitgröfste unter allen Todesursachen war. Von allen aus den verschiedensten Ursachen Verstorbenen erlag $^1/_{12}$ den Pocken im Durchschnitte vieler Jahre, in einem ausgesprochenen Epidemiejahre viel mehr. Ihre Gröfse stellt sich unmittelbar hinter die der vereinigten Lungenkrankheiten, Phthisen und Pneumonien, deren Mortalitätsgröfse zusammen $^1/_{10}$ betrug. Die Pockensterblichkeit in Berlin war beträchtlich gröfser als die der todt und lebensschwach Geborenen, der Wöchnerinnen und der aus Altersschwäche und Schlagflufs Verstorbenen*).

---

die Todesursachen berücksichtigt, welche ansehnliche Zahlen liefern und deren Vergleichung mit der Pockensterblichkeit also Werth hat.

*) Man vergleiche auch Guttstädt, Zeitschrift des königl. preufsischen statistischen Bureau, 1875, und Lotz, Pocken- und Vaccination.

Obwohl die nachfolgende Aeufserung Süfsmilch's sich auf die Empfehlung der Inoculation der Variola humana bezieht, so reihe ich sie doch hier an, weil der vortreffliche Mann sich sicherlich noch viel entschiedener für die Vaccination als für die Variolation ausgesprochen haben würde, wenn er sie schon gekannt hätte. „Von 100 Menschen entgeht nicht Einer der Variola, und von zwölf Erkrankten stirbt einer. Von der inoculirten Variola stirbt nicht einer von 350, sage man von 300. Es verhalten sich also diejenigen, welche an den inoculirten Pocken gestorben sind, zu den an den natürlichen Pocken verstorbenen wie 1 : 25; es sterben 25 Kinder an den inoculirten Pocken weniger als an den natürlichen. Was soll also ein vernünftiger Vater wählen? Bei bösartigen Pocken verliert er von 6 Kindern 1. Da man nicht wissen kann, ob das Kind die Pocken in einer gutartigen oder bösartigen Epidemie bekommt, so lasse man bei Zeiten impfen. Auch bei gutartigen Epidemien ist die Gefahr 25mal gröfser als bei Einpfropfungen. Man ist zur Einpfropfung verpflichtet und kann kein Mensch, kein Vater, kein Patriot, kein Christ sein, wenn man sein Kind, seine Mitmenschen nicht einpfropfen läfst. Wenn aber das Kind nach der Pfropfung stirbt, würde ich da nicht untröstlich sein? Das ist die Sprache der Unvernunft; werde ich nicht untröstlich sein, wenn das Kind an der Variola stirbt? Wenn man seine Töchter verheirathet, sind sie auch in Lebensgefahr. Wie viele Frauen sterben nicht im Kindbette (in Leipzig und Gera von 60 bis 70 eine), sollen sie defshalb verurtheilt sein, ledig zu bleiben?"

Die Vaccination giebt aber eine viel geringere Lebensgefahr als die Inoculation, lassen sich also obige Betrachtungen nicht noch mit viel gröfserem Rechte auf sie anwenden?

Eine zweite Tabelle von Möhsen aus Berlin von dem Jahre 1774 zeigt die Pockensterblichkeit unter den genau definirten Krankheitsursachen ebenfalls als die zweitgröfste und nur von der Schwindsucht als Todesursache übertroffen. Sie stellt sich wie 1 : 14, die der letzteren wie 1 : 10.

Tabelle III. *Mortalitätstabelle von Berlin aus dem Jahre 1774,* nach Dr. Möhsen.

Nur die Krankheiten sind aufgeführt, welche mehr als 100 Sterbfälle per annum lieferten.

Todt geboren	259	
Pocken	381	Die Pockensterblichkeit betrug
Zahnen	368	also nahe 1 : 14 aller Gestorbenen,
Jammer?	469	die der Schwindsucht nahe 1 : 10.
Wochenbett	45	
Hitzige Fieber	154	
Brustkatarrh	515	
Auszehrung	465	
Steckflufs	130	
Schlagflufs	358	
Causa ignota	276	
Rötheln	57	
Masern	13	

Gesammtzahl aller Gestorbenen 4401.

Eine Sterblichkeitstabelle von Lesser, completirt von Süfsmilch, giebt die Sterblichkeit der drei Jahre 1746, 1750, 1757 und berechnet sie im Verhältnifs zu 10,000 Verstorbenen. Nach derselben stellte sich dieselbe wie 876, 888 und 1185 : 10,000, also in runden Zahlen wie 8,7, 8,8 und 11,8 Proc. Zum Vergleiche ist die Sterblichkeit von London beigefügt und auf 8,7 Proc. angenommen.

Tabelle IV. *Sterblichkeit in Berlin.* Nach Lesser, completirt von Süfsmilch, unter 10,000 sind gestorben :

	1746.	1750.	1757.	In London während 30 Jahren. Durchschnitt.
Todt geboren	414	431	308	230
Convuls. bei Kind.	1692	2038	1688	2770
Pocken	888	876	1185	871
Katarrhfieber	792	602	693	695 mehr als $^1/_{12}$.
Hitzige Fieber	1520	1395	1876	1597
Hectic	1806	1385	1220	1700
Schlagflufs	588	566	738	90
Wochenbett	90	149	86	82
Alter	186	486	171	780

Wenn ich auch die Mortalitätsrate an Rötheln, Masern und Scharlach nicht aufgenommen habe, so geschah es nur, weil sie nur sehr geringe Zahlen liefern, nicht beträchtlicher, aber auch nicht geringer als gegenwärtig.

Sehr bemerkenswerth tritt ein Unterschied der Sterblichkeitsgröſse an den Folgen der Pocken und der Schwindsucht zwischen Stadt und Land hervor, die Pockensterblichkeit nimmt beträchtlich in kleinen Städten und auf dem platten Lande zu, die der Phthisis noch beträchtlicher ab. In den kleinen Städten Salzwedel und Arendsee steigt die Pockensterblichkeit auf 17,5 Procent, während die der Schwindsucht sich nur auf 12,4 Procent stellt.

Tabelle V. *Liste über 9 Jahre aus den Städten Salzwedel und Arendsee.*

		Zu 1000.
Todt geboren	73	41
Epilepsie und Zahnen	198	118
Pocken	300	175
Masern und Röthele	22	13
Wochenbett	23	14
Schlagfluſs	94	39
Hitzige und Fleckfieber	255	124
Altersschwäche	94	56
Schwindsucht	209	124

Tabelle VI. Baumann, Prediger zu Lebus, *11jährige Krankheitstabellen aus Lebus.*

Nur die gröſseren Zahlen sind berücksichtigt.

	Lebus von 1765-75.	unter 1000.
Todt geboren	36	61
Epilepsie und Zahnen	103	174
Pocken	173	131
Steckhusten	32	54
Wochenbett	14	17
Schlagfluſs	6	10
Schwindsucht	18	30
Hitzige und Fleckfieber	73	125
Altersschwäche	28	47

Summe der Verstorbenen 593.

Verhältniſs der Pocken zu sämmtlichen Todesursachen 4,7.

In *Lebus*, Tabelle VI, steht die Pockensterblichkeit auf 13,1 Procent, die der Schwindsucht gar nur auf 3 Procent. Nach einer Tabelle über die Sterblichkeit in märkischen Dörfern aus den Jahren von 1766 bis 74, Tabelle VII. beziffert sich die Pockensterblichkeit auf 15, die der Schwindsucht auf 7,5 Procent. Die Ursachen dieser auffallenden Ungleichheit kann man in verschiedenen Verhältnissen suchen; in der Verschiedenheit der Lebensweise, der dichteren Bewohnung, welche die Verbreitung des Contagiums begünstigt, dem Mangel an ärztlicher Hülfe im vorigen Jahrhundert, namentlich aber auch in der durch crassen Aberglauben bedingten unvernünftigen Behandlung der Kranken auf dem platten Lande zuschreiben.

Tabelle VII. Süfsmilch, die göttliche Ordnung in der Veränderung des menschlichen Geschlechts.

Neunjährige Sterblichkeitsliste aus 140 altmärkischen Dörfern von 1766-74.

Kleine Zahlen sind übergangen.

		Unter 1000.
Todt geboren	268	57
Epilepsie und Zahnen	490	104
Pocken	714	151
Masern und Rötheln	104	22
Wochenbett	69	15
Schlagflufs	165	35
Schwindsucht	360	76
Hitzige und Fleckfieber	929	197
Altersschwäche	284	60
Kriebelkrankheit	33	7

Total der Todten 4718.

Die Geburts- und Sterberegister, welche man seit 1660 von London besitzt, zeigen in Bezug auf die absolute Gröfse der Pockensterblichkeit und das Verhältnifs zu den übrigen grofsen Todesursachen ganz dieselben Zahlen wie in Berlin und beweisen, dafs dieselben ganz allgemein und nicht das Product localer Verhältnisse waren. Die Tabellen von Graunt, Nr. VIII, und IX von Morris, ergeben eine durchschnittliche Pockensterblichkeit von 8 : 100 und mehr von allen aus den verschiedensten Ursachen Verstorbenen, neben 130 bis 170, die auf Rechnung der Schwindsucht kommen. Die Pockensterblichkeit ist unter den scharf definirten Todesursachen die zweitgröfste.

Tabelle VIII. Graunt, *unter 1000 Todten sind gestorben an je 5 Jahren zu London :*

	1728 bis 1732.	1732 bis 1737.	1738 bis 1742.	1742 bis 1743.	1738 bis 1752.	1753 bis 1757.	Durchschnittlich
Todt geboren	23,2	23,5	20	22,6	24	27	
Convulsionen	295	305	271	264	252	272	
An dem Zahnen	36	53	52	47	46	41	
Pocken	80	80	66	78	89	97	80
Windpocken	0	0	0	0	0	0	
Wochenbett	9	9	9	8	9	8	
Apoplexie	8	8	8	9	9	11	
Auszehrung	134	162	165	180	187	197	170 : 1000.
Hitzige und Fleckfieber	152	130	162	150	157	126	148
Alter	82	68	77	85	78	77	78

Tabelle IX. Morris, observations on the past growths and present state of the city of London. 1751. Folio.
Nach Perioden von 10 Jahren, Bruchzahlen weggelassen, zu 1000.

	1675 bis 1684.	1685 bis 1694	1695 bis 1707.	1708 bis 1717.	1718 bis 1727.	1728 bis 1737.	1738 bis 1747.	1748 bis 1750.
Todt geboren	47	37	32	29	28	23	21	22
Convulsionen	139	187	266	280	279	300	268	245
Zahnkrankheiten	52	57	63	52	65	54	49	45
Pocken	83	73	44	90	87	80	72	77
Auszehrung	170	167	101	143	145	175	200	213
Fieber	139	173	149	153	137	142	162	175
Kindbett	14	12	11	10	9	9	8	8
Schlagflufs	5	5	7	8	8	9	10	13
Altersschwäche	53	58	72	85	87	74	80	82

Total : 998,5.

Ein ähnliches Verhältnifs ergiebt sich aus der Tabelle von Short (Tabelle X). Hier sind die Todesursachen seit 1675 angegeben, also von der Zeit an, in welcher man in London exacte Todtenregister zu führen angefangen hatte und die Pest zum lezten Male erschienen war.

Tabelle X. *In London während 73 Jahren gestorben.*
Short, new observations.

	1675 bis 1684.	1685 bis 1694.	1695 bis 1707.	1708 bis 1717.	1718 bis 1727.	1728 bis 1737.	1737 bis 1747.	1738 bis 1750.
Todt geboren	991	833	667	678	765	622	558	557
Convulsionen	2877	4115	5472	6353	7568	8025	7038	5971
An dem Zahnen	1093	1291	1299	1187	1781	1464	1304	1106
Pocken	1738	1652	911	2051	2376	2156	2155	1891
Auszehrung	3525	3752	3329	3257	3945	4682	5264	5210
Fieber	2892	3876	3070	3469	3723	3810	4271	4289
Im Kindbette	300	276	239	231	268	247	219	208
Schlagflufs	114	124	147	184	235	247	219	208
Alter	1109	1314	1483	1526	2359	2003	2112	2062
Total	20695	22379	20355	22648	27095	26725	26247	24370
	1 : 12	1 : 13		1 : 11	1 : 11			

Diese letztere Tabelle ergiebt aufserdem, dafs die Pockensterblichkeit in London während der 75 Jahre, welche die Tabelle umfafst, nicht ab-, sondern zugenommen hatte.

Alle die voranstehenden Tabellen geben uns eine Uebersicht über die Gröfse des Menschenverlustes, welcher seit Jahrhunderten durch die Pocken veranlafst worden ist, über die Zahl der an ihnen Verstorbenen und ihr Verhältnifs zu denen aus anderen Todesursachen. Sie erzählen aber nichts über das unendliche Elend, welches mit der Pockenkrankheit verbunden war, das Leiden und den schrecklichen Anblick bei confluirenden und blutigen Pocken, die Trauer in den Familien, von denen so viele ihre sämmtlichen Kinder zu gleicher Zeit verloren, die häufigen Entstellungen, die von Narben zerrissenen Gesichter schöner Mädchen, die vielen Erblindeten, die an den Kirchenthüren safsen, ihr Brod durch Almosen erflehend. All' dieses Elend sieht man nicht mehr und das heutige Geschlecht hat es vergessen, als ob es nie bestanden hätte.

Wir besitzen eine Anzahl von amtlichen Tabellen, welche sich über die Zeit hinaus erstrecken, von dem vorigen Jahrhundert noch bis zu den ersten Decennien des gegenwärtigen Jahrhunderts, aus welchen sich der plötzliche Umschwung und die Verbesserung der Morta-

Mortalitätsverhältnisse ersehen läfst, welche durch die Vaccination, und durch diese allein, herbeigeführt worden ist.

Eine sehr bemerkenswerthe Tabelle, welche der französische Minister aus dem Jahre 1800, also gerade zur Zeit herausgab, als die Vaccination in Frankreich eingeführt wurde, zeigt wie grofs noch in dieser Periode die relative Sterblichkeit unter den an Pocken Erkrankten war.

Tabelle XI. *Bericht des Ministeriums des Innern über die Pockensterblichkeit im Jahre 1800.*

Departement.	Zahl der Pockenkranken.	Gestorben.	Entstellt.	Verhältnifs.
Vaucluse	91	32	2	1 : 3
Commune von Sambre und Meuse	30	4	10	1 : 7,5
Cotes du Nord	62	16	3	1 : 6
Sarre	1862	706	40	1 : 2,5
Ourte	497	85	48	1 : 5
Calvados	3087	429	156	1 : 7,5
Landes	217	31	1 blind.	1 : 7
Corrèze	1039	350	77	1 : 3
	In einzelnen Communen.			
Tournay	—	—	—	2 : 5
Sesia	—	—	—	2 : 5

Sie schwankt zwischen 1 : 2,5 der Erkrankten und 1 : 7,5.

Nach der Mittheilung der Minister starb jährlich $^1/_3$ der Neugeborenen an Variola.

Tabelle XII. *Berlin, Uebersicht der in Berlin seit 41 Jahren bis 1822 an den Blattern Verstorbenen.*

Casper, Beiträge zur medicinischen Geschichte und Statistik.

Starben an Pocken:

1783	138	1790	914	1797	26
1784	692	4791	814	1798	133
1785	340	1792	76	1799	359
1786	51	1793	698	1800	129
1787	1077	1794	545	1801	1646
1788	298	1795	68	1802	194
1789	53	1796	463	1803	280

Starben an Pocken :

1804	65	1811	6	1817	50
1805	947	1812	12	1818	34
1806	490	1813	8	1819	15
1807	100	1814	147 } Kriegs-	1820	8
1808	455	1815	204 } jahre.	1821	1
1809	388	1816	15	1822	1
1810	30				

Tabelle XIII. *Berlin, Verhältnifs der an den Blattern Verstorbenen zu den Geborenen und den Gestorbenen überhaupt.*

	Tod an Pocken.	Tod in Summa.	Verhältnifs zu allg. St.	Starben Kinder.	Verh. der Pocken z. a. Kr.	Wurden geboren.	Verh. der Pockenst. der Geb.
1783-85	1883	14194	1 : 13	7747	1 : 7	14390	1 : 13
1786-88	1428	16120	1 : 11	7537	1 : 5	14982	1 : 10
1789-91	1804	16253	1 : 9	8665	1 : 4	15469	1 : 8
1792-94	1311	15950	1 : 12	8650	1 : 6	16621	1 : 12
1795-97	1421	19011	1 : 13	9875	1 : 7	18441	1 : 13
1798 bis 1800	621	16315	1 : 26	8414	1 : 13	18525	1 : 30
1801-03	2120	19658	1 : 9	11445	1 : 5	19219	1 : 9
1804-06	*1537*	22454	1 : 14	12225	1 : 8	18138	1 : 12
1807-09	*873*	*22444*	*1 : 29*	—	—	—	—
1810-12	26	18241	1 : 702	—	—	—	—
1813-15	426	17270	1 : 40	8854	1 : 20	18059	1 : 42
1816-18	99	17771	1 : 179	9082	1 : 92	18970	1 : 192
1819-20	10	16348	1 : 1634	7852	1 : 785	20664	1 : 2068

Die Tabelle Nr. XII, welche die Blatternsterblichkeit von Berlin aus 41 Jahren, von 1789 bis 1821, darlegt, zeigt uns vom Jahr 1810 ab, d. h. von der Zeit, in welcher die Vaccination allgemeiner und von der Regierung gefördert war, einen ganz plötzlichen, dauernden, nicht zu verkennenden Abfall in der Mortalitätsgröfse, fast bis zum gänzlichen Verschwinden der Pockensterblichkeit. Nur die Jahre 1813 und 1814 lassen die Wirkung des Krieges, der Durchzüge französischer und russischer Truppen erkennen. An diese sich anschliefsend zeigt die Tabelle XIII die Abnahme der Pockensterblichkeit zu den Geborenen und das Verhältnifs derselben zu anderen Todesursachen. Einer weiteren Erklärung bedürfen dieselben nicht.

Dieser plötzliche Umschwung war aber von den Zeitgenossen mit Dank für den Segen, den die neue Entdeckung ihnen brachte, aufgenommen, als gerade die zweite Hälfte des vorigen Jahrhunderts ununterbrochen von schweren Epidemien heimgesucht gewesen war, denen man rathlos gegenüberstand, da die Inoculation doch nur eine zweifelhafte Hülfe gewährte. Doch waren die Geister durch sie für die Aufnahme der Vaccination vorbereitet worden. Gerade das Anfangsjahr des Jahrhunderts war von einer schweren Epidemie heimgesucht gewesen.

Die erste kaiserliche französische Regierung hat über die Erfolge der Vaccination und die Abnahme der Pockenkranken genaue amtliche Tabellen herausgegeben. Das Resultat ist, dafs es in den vier Sousprefecturen des Departement du mont tonnère, in welchen vor 1800 sehr heftige Pockenepidemien herrschten, 1810 keine Pockenkranken, einige eingeschleppte in dem Militärspital zu Mainz abgerechnet, mehr gab, und ähnlich verhielt es sich in den übrigen Departements des weiten Kaiserreichs.

Recueil au Comité de Vaccine.

Bei einer Bevölkerungszahl von 1,640,785 starben in Mähren an den Blattern :

1801	6029 Personen.
1802	7552 „
1807	6454 „
In 3 Jahren :	20035 Personen.

Dagegen, nachdem die Bewohnerzahl auf 2,007,484 gestiegen war, wurden befallen :

			Sind gestorben :	
	Geimpfte.	Ungeimpfte.	Geimpft.	Ungeimpft.
1827	94	299	10	60
1828	46	409	3	132
1829	57	306	10	78
	197	1014	23	270

In dem Herzogthum Ansbach erkrankten an den

Blattern bei einer Bevölkerung von 266,406, zwischen 1801 und 1806 21,690 Personen.

In den zehn folgenden Jahren in dem Rezatkreise (Ansbach) bei einer Bevölkerung von nunmehr 497,006 Bewohnern erkrankten *nur* 5.

In Turin betrug die Zahl der Blatterntodten

1777	451
1791	425
1794	851

nach Einführung der Vaccination

im Jahr X (1802)	333
im Jahr XI (1803)	167
im Jahr XII (1804)	24

Man vernachlässigte nun die Vaccination, indem man glaubte in Sicherheit zu sein, und so ergab die erste Hälfte des Jahres XIII wieder 93 Todte, die zweite, als die Vaccination wieder aufgenommen war, nur 40.

Rapport du conseil de Vaccine.

In Wien (de Carro) ergaben sich folgende Verhältnisse:

	Zahl der Todten.	Pocken.
1799	14600	835 Kinder.
1800	15081	164 „
1802	14522	61 „
1803	14383	27 „
1804	14035	2 „

In ganz Preufsen waren bei einer Bevölkerung von 8,700,000 Bewohnern 1798 als Blatterntodte angemeldet: 26646; in der That war deren Zahl aber viel gröfser. Junker, Archiv 1798, 4. Stück. 1833 betrug sie (Engel) bei einer Bevölkerung von 19 Millionen 9796. Die Revaccination war noch nicht eingeführt.

So leicht es wäre, die Zahl der Geburts- und Sterbetabellen aus der Zeit vor und kurz nach der Einführung der Vaccination zu vermehren, so genügt doch das schon Vorgelegte, um vollkommen zu zeigen, welche furchtbare Geifsel die Pockenkrankheit war. Kein halbweg Vernünftiger wird annehmen wollen, dafs die Variola, eben weil sie eine viel intensivere Ausschlagskrankheit ist als die Vaccine, nicht auch mit all' den Nebenkrankheiten, Rose, Pyämie, Dysenterie verbunden war, welche in sehr seltenen Fällen mit der Vaccine verbunden vorkommen. In all' diesen Beziehungen hat die Vaccination einen ganz plötzlichen und günstigen Umschwung gemacht. Wer kann behaupten wollen, dafs diese plötzliche günstige Wendung nicht durch die Vaccination bereitet worden sei! Sie ist, auch bei uns (in Mainz die ersten Versuche 1799 und 1800), in Mitte ununterbrochener Kriege und Truppenzüge, also unter Verhältnissen, durch welche die Verbreitung des Contagiums aufserordentlich begünstigt wurde, eingeführt, und alsbald waren die Pockenseuchen, welche in der letzten Hälfte des Jahrhunderts in ganz Europa ununterbrochen gewüthet hatten, wie abgeschnitten. In den weiten Gebieten des französischen Kaiserreiches waren die Blattern, welche vorher sehr mörderische Epidemien gebildet hatten, fast gänzlich von 1810 an verschwunden nnd nur in den Departements noch in einigermafsen beträchtlicher Zahl aufgetreten, deren Bewohner sich besonders durch Unwissenheit und Aberglauben auszeichneten. (Ardèche, Finistère.) Die Zeitgenossen haben nicht daran gezweifelt, dafs diese glückliche Wendung der Schutzpocken-Impfung zuzuschreiben sei. Aehnlich verhielt es sich in Preufsen, Bayern, Oestreich u. s. w., deren Regierungen ebenfalls alsbald den Werth der Schutzpocken-Impfung erkannt und benutzt hatten. Die Bevölkerung nahm das Verfahren mit Enthusiasmus auf und unter den Aerzten gab es kaum einen Gegner (Marcus Herz). Später wurde das Verfahren, da man die Noth nicht mehr so vor Augen sah und sich in eine trügerische Sicherheit eingewiegt hatte, überall nur sehr unvollkommen ausgeführt. Die Nothwendigkeit der Revaccination konnte noch nicht erkannt sein, und mit dieser höchst mangelhaften Ausführung gab man den Gegnern die Waffen in die Hand. Sie schreiben der Sache selbst zu, was Folge der mangelhaften Ausführung war. Personen, denen ein richtiges Sachverständnifs völlig abgeht, haben sich eingemischt, um durch die thätigste Agitation die Unwissenheit und die Vorurtheile des Volkes gegen ein Verfahren zu steigern, welche dasselbe als das gröfste Geschenk, das die Vorsehung ihm verliehen hat, preisen sollte.

Vor dem Kriege von 1870 waren Vaccination und Revaccination auch in dem deutschen Reiche sehr mangelhaft geübt. Es gab aufserordentlich viele nicht Geimpfte (in Berlin 20,000, Guttstadt), und noch mehr nicht Revaccinirte. Die Folgen haben sich überall, namentlich in den Staaten, in welchen man besonders nachlässig gewesen war, nur zu sehr (Sachsen) bemerklich gemacht. Ich begnüge mich, da ich nicht über Vaccination und Revaccination mich verbreiten will, mit einigen kurzen, besonders auf die hiesigen Localverhältnisse bezüglichen Angaben.

Seit 1872 und 73 und seit Einführung des Reichsimpfgesetzes sind wir im deutschen Reiche so gut wie pockenfrei geblieben, während wir ringsum von Staaten umgeben sind, deren wissenschaftliche Corporationen, der board of health, die Académie de méd., die schweizerische Sanitätscommission, der Aerztecongrefs in Wien u. s. w., zwar allgemein die obligatorische Impfung fordern, in welchen sie aber noch nicht durchgeführt ist. In allen diesen Staaten, in Paris, London, Newyork, Wien, den Niederlanden, Prag und den zugehörigen Ländergebieten, zeigen die fortlaufenden Erfahrungen, dafs die Pockenkrankheit absolut nichts von ihrer mörderischen Eigenschaft verloren hat; sie ist nicht wie andere Seuchen des Mittelalters von selbst zurückgetreten, sie ist nur durch die Vaccinationen in Schranken gehalten, wo diese vollständig ausgeführt worden. Bei uns in Deutschland sehen wir nur noch ganz vereinzelte, eingeschleppte Fälle, während in

London, Newyork, Paris die Pockenkranken zu Tausenden dem Tode verfallen. Wir haben in ganz Deutschland nicht mehr in Allem so viel Pockentodte, als vor 1800 deren in einer Mittelstadt, etwa Halle, vorkamen. In Hamburg, einer durch ihren Seeverkehr besonders exponirten Stadt, kamen 1873 noch 9, 1874 noch 19, 1875 noch 3 Pockenfälle vor (Medicinalstatistik des Hamburger Staats 1875). Am Niederrhein kamen 1879 in Köln 4, in Barmen und Wesel je 1 Fall vor. In Essen 1880 eine kleine Epidemie mit einigen wenigen Pockenkranken; in Frankfurt 1879 (Spies) kein Fall. Im gesammten preufsischen Staate war in 28 gröfseren Städten, Berlin eingeschlossen, die gesammte Pockensterblichkeit im Verhältnifs von 0,1 Procent, in Köln wie 0,3 zu den übrigen Todesursachen (vor 1800 gleich 10,0 bis 12,0 aufser den Epidemien). In Bayern (Graf, die Todesursachen in bayerischen Städten), wo 1870 noch 3134 den Pocken erlagen, kam 1879 noch je ein Fall in Regensburg und Schweinfurt vor. (Vergleiche auch Besnier, Rapport sur les maladies regnant, à la soc. des hôp.).

In Mainz war 1868 und 1869, vor dem Kriege, *kein* Fall von Pockenerkrankung vorgekommen. Da kam der Krieg und traf viele noch nicht vaccinirte Kinder und nicht revaccinirte Erwachsene. Seit 1873 werden Vaccination und Revaccination hier mit ganz besonderer Sorgfalt geübt, und seit dieser Zeit ist in dieser Stadt mit ihren 60,000 Einwohnern und 8000 Mann Garnison, also seit 10 Jahren, nicht ein einziger Pockenfall vorgekommen (Geh. Med.-Rath Helwig, amtl. Bericht).

Wo möglich noch schlagender sind die Resultate bei dem Heere des deutschen Reiches und bei den Engländern, bei welchen die Revaccination allgemein eingeführt ist. Die Heeres-Friedensstärke von Oestreich, Frankreich und dem deutschen Reiche betragen je über 400,000 Mann. In den beiden ersten Heereskörpern betrug der Verlust durch Pocken 1880 über 1900 Mann, der des deutschen Heeres 1 Mann, einen Württemberger, und seit 1874 überhaupt 15 Erkrankungen, Variolois, zusammengenommen. In Mainz ist bei 1500 bis 2000 Mann jährlichem Ersatz kein Pockenfall vorgekommen.

So stehen da, wo man sorgfältig vaccinirt und revaccinirt, die günstigsten Lebensverhältnisse den scheufslichen und mörderischen Zuständen der Zeit vor Einführung der Schutzpocken-Impfung gegenüber. Es ist wahrhaft unbegreiflich, wie man vor diesem Unterschiede die Augen verschliefsen kann und wie man es mit seinem Gewissen zu vereinigen vermag, um durch eine lebhaft betriebene Agitation dem Volke die gröfste Wohlthat wieder zu entziehen, die ihm seit Jahrtausenden verliehen worden ist, um Zustände wieder herbeizuführen, wie sie vor dem Jahre 1800 bestanden haben. Wie die Sachen jetzt liegen, da die Ansteckungsheerde, bei dem lebhaften Verkehre, in der ganzen Welt verbreitet sind, mufs der Mensch in einer Form die Blattern durchmachen, wenn nicht, da die Variolation mit Recht verboten ist, in der Form der Vaccine, in der der scheufslichen natürlichen Blattern. Mögen die Personen, welche aus sträflichem Leichtsinne, aus dünkelhafter Ueberhebung und Unverstand, die Vaccine principiell verdammen, sich klar werden, dafs ihnen dann nur die Wiederherstellung der Pockennoth der früheren Jahrhunderte übrig bleibt. Ein Drittes ist nicht möglich. Möge ihnen Gott die Verantwortung nicht allzu schwer anrechnen und ein leichtes Gewissen bescheeren.

Druck von Wilhelm Keller in Giefsen.

FSC
www.fsc.org
MIX
Papier | Fördert
gute Waldnutzung
FSC® C083411

Zeitfracht Medien GmbH
Ferdinand-Jühlke-Straße 7
99095 Erfurt, Deutschland
produktsicherheit@kolibri360.de